公共卫生护理

卢根娣　朱大乔　主编

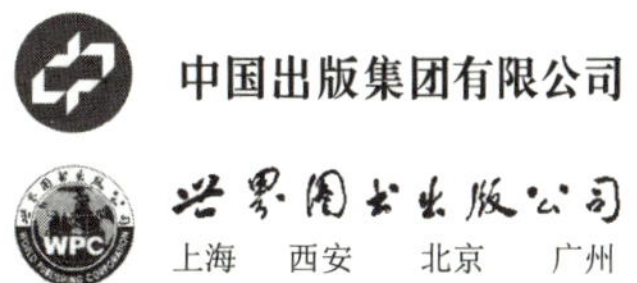

图书在版编目（CIP）数据

公共卫生护理/卢根娣，朱大乔主编. —上海：上海世界图书出版公司，2023.10
ISBN 978-7-5232-0534-1

Ⅰ. ①公… Ⅱ. ①卢… ②朱… Ⅲ. ①公共卫生—卫生服务—中国②护理学 Ⅳ. ①R199.2②R47

中国国家版本馆CIP数据核字（2023）第128266号

书　　名　公共卫生护理
　　　　　Gonggong Weisheng Huli
主　　编　卢根娣　朱大乔
责任编辑　芮晴舟　马　坤
装帧设计　汤　梅　郁　悦
出版发行　上海世界图书出版公司
地　　址　上海市广中路88号9－10楼
邮　　编　200083
网　　址　http://www.wpcsh.com
经　　销　新华书店
印　　刷　江阴金马印刷有限公司
开　　本　787 mm× 1092 mm　1/16
印　　张　10.75
字　　数　250 千字
版　　次　2023年10月第1版　2023年10月第1次印刷
书　　号　ISBN 978-7-5232-0534-1/R·697
定　　价　62.00元

护理专业“互联网 +”融合型教材系列丛书编委会

编委（以姓氏拼音为序）：

白姣姣　复旦大学附属华东医院
蔡　敏　上海中医药大学附属中西医结合医院
常嘉琪　吉林职工医科大学
程　云　复旦大学附属华东医院
董　萍　上海交通大学医学院附属精神卫生中心
顾妙娟　复旦大学附属华山医院
郭智慧　上海国际医学中心
侯黎莉　上海交通大学医学院附属第九人民医院
胡三莲　上海交通大学医学院附属第六人民医院
李　红　上海交通大学医学院附属国际和平妇幼保健院
李晓静　上海市浦南医院
李玉梅　同济大学附属肺科医院
林　斌　无锡卫生高等职业技术学院
刘晓芯　上海交通大学医学院附属胸科医院
卢根娣　上海中医药大学附属曙光医院
卢敏芳　甘肃省武威职业学院
陆群峰　上海交通大学医学院附属儿童医院
栾　伟　上海中医药大学附属曙光医院
马志华　上海思博职业技术学院
毛燕君　同济大学附属肺科医院
彭　飞　海军军医大学附属长征医院
阮春凤　上海交通大学医学院附属仁济医院
孙　敏　上海市第四康复医院
王　蕾　同济大学附属皮肤病医院
王婷婷　上海立达学院
王　挺　上海城建职业学院
王　莹　上海市第一康复医院
吴景芳　上海震旦职业技术学院
许方蕾　同济大学附属同济医院
杨　雅　上海大华医院
姚　淳　上海济光职业技术学院
俞海萍　同济大学附属东方医院
张　捷　上海中侨职业技术大学
张　林　上海市公共卫生临床中心
张伟英　同济大学附属东方医院
张晓宇　上海东海职业技术学院
张雅丽　上海思博职业技术学院
张　颖　复旦大学附属华东医院
张玉侠　复旦大学附属中山医院
周花仙　复旦大学附属浦东医院
周文琴　上海中医药大学附属龙华医院
周　璇　昆明卫生职业学院
周一峰　上海南湖职业技术学院
朱凌燕　上海交通大学医学院附属第六人民医院
朱唯一　上海交通大学医学院附属瑞金医院
朱晓萍　同济大学附属第十人民医院

《公共卫生护理》编写委员会

主　编： 卢根娣　朱大乔

副主编： 王毅欣　张　林　周如女　李玉梅

编　者：

卢根娣　上海中医药大学附属曙光医院

朱大乔　上海交通大学

王毅欣　海军军医大学

张　林　上海市公共卫生临床中心

周如女　同济大学附属东方医院

李玉梅　同济大学附属肺科医院

董春玲　上海中医药大学附属曙光医院

武文文　上海中医药大学附属曙光医院

李晶晶　上海中医药大学附属曙光医院

花文哲　上海交通大学

陆玲庆　上海市公共卫生临床中心

徐　励　同济大学附属东方医院

李晓静　上海市浦东新区浦南医院

杜　苗　上海健康医学院

上智云图
使 用 说 明

一册教材 = 海量教学资源 = 开放式学堂

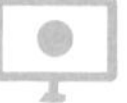

微课视频

知识要点
名师示范
扫码即看
备课无忧

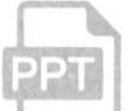

教学课件

教学课件
精美呈现
下载编辑
预习复习

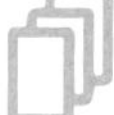

在线案例

具体案例
实践分析
加深理解
拓展应用

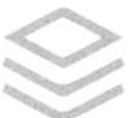

拓展学习

课外拓展
知识延伸
强化认知
激发创造

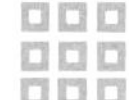

素材文件

多样化素材
深度学习
共建共享

"上智云图"为学生个性化定制课程，让教学更简单。

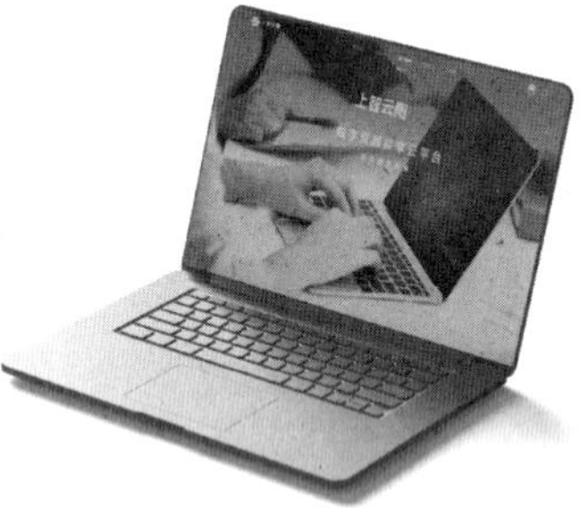

PC 端登录方式： www.szytu.com

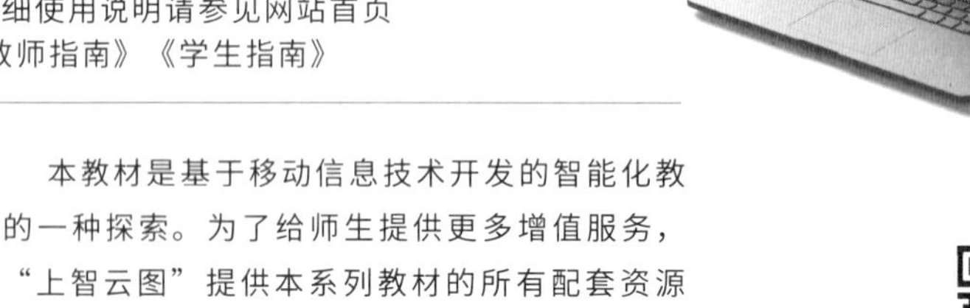

详细使用说明请参见网站首页《教师指南》《学生指南》

本教材是基于移动信息技术开发的智能化教材的一种探索。为了给师生提供更多增值服务，由"上智云图"提供本系列教材的所有配套资源及信息化教学相关的技术服务支持。如果您在使用过程中有任何建议或疑问，请与我们联系。

课程兑换码

微信二维码

教材课件获取方式：

1. 课件下载 www.hedubook.com；
2. 上智云图 www.szytu.com；
3. 编辑邮箱 1626182826@qq.com；
4. 电话 （021）52718669。

总序

医学教育是卫生健康事业发展的重要基石，作为我国医学教育的重要组成部分，护理高职高专教育为我国医疗卫生行业输送了大批实用技能型人才。本人在国内外医学教育领域学习工作50年，从事护理高职高专教育20年，深感当前编写一套适应现代化、国际化人才培养需求的教材的重要性和迫切性。

2020年9月，国务院办公厅印发《关于加快医学教育创新发展的指导意见》，提出以新理念谋划医学发展、以新定位推进医学教育发展、以新内涵强化医学生培养、以新医科统领医学教育创新，同时强调要“大力发展高职护理专业教育，加大护理专业人才供给”。

为更好地适应新时期医学教育改革发展的要求，培养更多能够满足人民健康需求的高素质、实用型护理人才，上海市高职高专医药健康类专业教学指导委员会规划了护理专业“互联网+”融合型教材共26个品种，旨在更好地为护理教育事业服务，向各级医疗机构输送更多的护理专业人才。

护理专业“互联网+”融合型教材的开发背景及其特色主要表现在以下几个方面：

一、社会对护理人员素质的要求日益提高，护理专业课程备受关注。随着医疗行业的不断发展和升级，对护理人员素质的要求也越来越高，要求具备丰富的专业知识和实践技能，同时具备更高的职业素养。因此，护理专业“互联网+”融合型教材的开发是顺应时代要求的必然选择。

二、护理课程的理论与实际操作相结合，重视实践技能培养。传统的护理教育注重护理知识的掌握，但往往在实践技能培养手段方面有所不足。而护理专业“互联网+”融合型教材强调理论与实践同步，重视实践技能的培养，且教材融入了丰富的“互联网+”教学手段，使学生能够获得更加全面的护理知识和技能。

三、护理课程的国际化发展趋势，力求与国际接轨。随着国际化进程的不断推进，护理课程的国际化发展趋势也越来越明显。护理专业“互联网+”融合型教材融入了国际化教育理念，使学生的知识和技能具有更加广阔的国际视野和竞争力。

四、护理课程的多元化发展趋势，需要满足不同角色和层次的需求。新型护理类高校教材针对不同层次的学生需求，设置了不同难度和深度的知识点，更能满足学生的不同需求。

综上所述，新型护理类高校教材具备理论联系实践、国际化、多元化等特点，对于适应时代要求、提高护理人员素质、满足社会发展需求具有重要意义和价值。

总主编 沈小平

2023年6月于上海

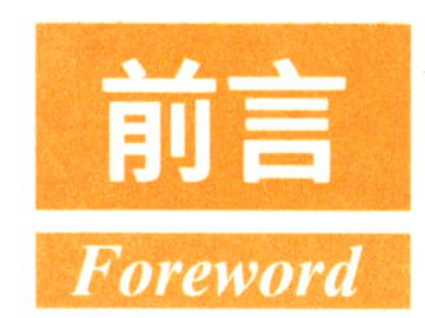

前言
Foreword

随着现代健康理念和医学模式的不断变化，为应对公共卫生疾病的防治，公共卫生护理应运而生。公共卫生护理以三级预防措施为原则，以大众生态健康模式为指导，融合公共卫生学、预防医学、临床医学、急救医学等多学科知识和方法，以达到促进和改善人类健康的目的。

2019年的新冠疫情危机，使我国的应急理念和应对意识发生了重大转变，政府、社会和理论界越来越重视突发公共卫生事件应急理论和实践的探索性研究，逐步形成了具有鲜明实践特色的公共卫生应急理论和知识体系。本书紧紧围绕公共卫生突发事件，结合目前国内外公共卫生护理的发展现状，秉持理论和实践并重，将公共卫生护理的新知识、新技术融入教材中，在力求知识的科学性、实用性、时代性的基础上，结合高职高专的教育特点对内容进行了组织与编排，核心目的是将此书用于指导公共卫生应急的实践，并在应急实践过程中不断完善。

本教材共七章，编写内容及分工如下：第一章 绪论（卢根娣、李晶晶）；第二章 公共卫生体系及立法监督（朱大乔、花文哲）；第三章 公共卫生应急管理（周如女、徐励）；第四章 公共卫生事件应对（王毅欣、李晓静）；第五章 常见传染病护理（李玉梅、武文文）；第六章 放射与化学类公共卫生事件护理（张林、陆玲庆）；第七章 公共卫生事件心理危机干预与护理（董春玲、杜苗）。本教材注重对学生科学思维的培养，各章以案例导入的方式展开，以问题为导向，使学生在学习过程中不断提升分析问题、解决问题的能力。除纸质版教材外，还配套上线了数字化融合资源，包括课件、在线案例、微课视频、复习与自测等，让学生能够更便捷、形象、直观地学习到相应知识点。

因是第一版《公共卫生护理》教材，编委会深感任务艰巨、责任重大，全体编委均以科学严谨、认真负责的态度编写。但因时间仓促、任务重，书中疏漏及表述不妥之处难以避免，恳请各位同道批评指正。本教材在编写、审定过程中，得到了各参编院校领导、公共卫生领域专家、出版社编辑的热情指导与支持，在此深表感谢！

卢根娣

2023年8月

目录

Contents

第一章 绪 论

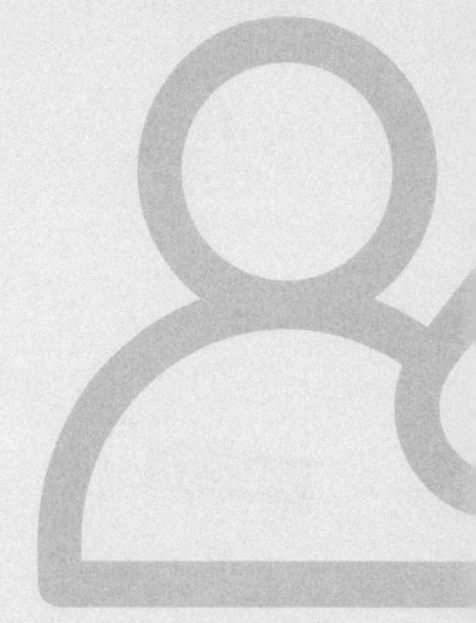

章前引言

近年来，在全球化的背景下，各类重大传染病、动植物疫情、环境污染等公共卫生事件频发，各事件相互交织，造成的破坏力更大、影响力更强。如何积极预防和有效应对公共卫生事件始终贯穿在人类发展的进程中。21世纪以来，全球出现了一系列重大公共卫生事件，如2003年严重急性呼吸综合征（SARS）事件、2009年甲型H1N1流感事件、2015年寨卡病毒疫情、2018年刚果埃博拉疫情、2019年新冠疫情等，均对人类危机应急管理及疫情防控提出了严峻挑战。

面对突发公共卫生事件，我国的应急管理理念和危机应对意识发生了巨大转变，在政府及全社会的广泛关注下，公共卫生护理在医疗服务工作中发挥了越来越重要的作用，其相关理论和实践探索也得到了迅速发展。在人类现实生活中，公共卫生护理可以从控制疾病发展及促进患者转归的角度，对突发公共卫生事件的应急实践活动起到理论引领和行动指导的作用。因此，护士有必要了解公共卫生护理的相关理论及发展史，知其根本和来龙去脉，从而在应对公共卫生事件时把握规律性、增强创新性，做到做事有理可循、有据可依。

学习目标

1. 理解公共卫生、公共卫生护理的概念。
2. 识记公共卫生的特点和发展史。
3. 识记公共卫生的职能范畴和公共卫生护理工作的重点。
4. 掌握公共护理人员应具备的能力。

思政目标

培养良好的职业价值感及爱岗敬业精神，在遇到突发公共卫生事件时能够挺身而出，将"以患者为中心、救死扶伤、全心全意为人民服务"的理念铭记于心，对全民进行救护。

案例导入

王女士，28岁，本科学历。大学毕业后就职于上海某三甲综合性医院，在门急诊、普外、呼吸科、心内科工作了6年时间，熟练掌握了内、外科及急危重症的临床知识及护理技能。随后，因家庭原因返回家乡工作，应聘到某社区卫生服务中心，被分配到公共卫生科从事护理工作。2019年年末，新型冠状病毒肆虐，所在的公共卫生科负责新冠疫情报告，开展相关人员流调，严格落实上级卫生部门发布的各项方案等，她深刻感受到在服务中心与之前综合性医院工作的内容与方式是有区别的。

正值招聘季，她被选为服务中心的代表之一，到各医学院校进行宣讲及收集简历。考虑到护生在毕业实习时接触到公共卫生方面的知识很少，王女士为了向学生更好地介绍公共卫生护理内容，去查阅了公共卫生护理的相关文献。

思考题

作为一名公共卫生护士，应明确自身是否具备胜任这份工作的能力，公共卫生护士主要的工作内容有哪些？

第一节 公共卫生概述

人类社会发展始终伴随着众多的灾难事件，诸如社会安全事件、自然灾害、事故灾难、公共卫生事件，事件相互交织与互相影响，均涉及健康保障的卫生应急处理，公共卫生因人类生存发展需求而诞生。公共卫生致力于提高全人类的身体健康，是人类用卫生手段对抗疾病的经验总结，并逐步形成了具有鲜明特色实践的公共卫生理论和知识体系。

一、公共卫生的形成

人类对健康的认识是一个循序渐进的过程。从直立行走、群居生活到刀耕火种等，从适应环境到逐步改变环境，疾病一直伴随着人类的发展。人类在与疾病抗争的过程中开始认识疾病，寻求健康之策。

古希腊著名哲学家希波克拉底（Hippocrates）撰写的《论空气、水和地域》（*On Airs, Waters, and Places*），是人类迄今为止最早关于自然环境、健康、疾病关系的论述，从整体观念及人与环境的平衡来认识健康与疾病，提出了预防的重要性。为了改善环境，古罗马时期建立了供水、排水系统，将城内污水排入台伯河，使得个人卫生水平得到提高，形成了公共卫生的雏形。中世纪时期，世界瘟疫大流行，人口数量急剧下降；社会结构、社会文化和社会进程发生变化，促使欧洲封建制度解体，使人类认识到预防瘟疫发生的重要性，推动了现代公共卫生的萌芽显现。约翰·格兰特（John Graunt）运用经验性观察、合理性假设和数学计算分析死亡率，用统计学分析方法研究健康问题。威廉·佩第（William Petty）编撰的《政治算术》问世，为现代公共卫生的建立奠定了基础。德国医生、公共卫生专家约翰·彼得·弗兰克（Johann Peter Frank）认为医生能治病，却很难预防和控制传染病在人群中的暴发，需要国家具备控制传染病的能力，因而提出了“医政”的概念，强调政府在公共卫生中的重要作用，即今天的公共卫生。工业革命时期，严重的环境污染和霍乱流行等出现，埃德温·查德威克（Edwin Chadwick）对英国劳工的卫生状况进行调查，发现疾病大多是由腐烂的动植物、潮湿与肮脏的环境引起、加重或传播，他认为卫生问题可以通过排水、清洁和通风等方法来解决。这一时期涌现了许多杰出的公共卫生专家，如约翰·斯诺（John Snow）证明伦敦霍乱的暴发原因不是瘴气，而是不洁的水源；威廉·法尔（William Farr）从不支持经水传播的假说到为支持斯诺假说提供强有力的数据证明，为控制伦敦霍乱流行做出杰出贡献。这就是历史上第一次公共卫生运动。

二、公共卫生的定义

公共卫生的最高宗旨是实现社会的利益，确保人民的健康生活。公共卫生关注的是整体人群的健康，疾病的预防；关注行为、生物学、社会和环境间的相互作用，实行有效的干预措施；收集流行病学数据，进行人群监测，实行定量评估，及时反馈信息，明确健康决定因素；重视与社区合作，确定公共卫生实施行动的先后顺序。最终，公共卫生通过有组织、多学科全体成员的共同努力，进行维护与促进健康的活动，促进人类健康。

现代公共卫生出现在人类文明发展史上的时间很短，至今不到200年。通过文献检索，我们可以发现关于公共卫生有多种定义，大多数定义比较宽泛，其中三种是人们普遍推崇且具有代表性的定义。

1.温斯洛的定义　美国公共卫生领袖人物、耶鲁大学公共卫生教授温斯洛（Charles Winslow）早在1920年就给出了公共卫生的概念以及公共卫生具体该怎么做："公共卫生是通过有组织的社区努力来预防疾病、延长寿命、促进健康和提高效益的科学与艺术。这些努力包括：改善环境卫生，控制传染病，教育人们注意个人卫生，组织医护人员提供疾病早期诊断和预防性治疗的服务，建立社会机制来保证每个人都能达到足以维护健康的生活标准。目的是使每位公民都能实现其与生俱有的健康和长寿的权利。"

2.美国医学研究所的定义　1988年，美国医学研究所（Institute of Medicine，IOM）在其里程碑式的美国公共卫生研究报告《公共卫生的未来》中明确、精炼地提出了公共卫生的具体定义："公共卫生是社会为保障人人健康的各种条件所采取的集体行动。"

3.中国公共卫生的定义　2009年10月，中华预防医学会首届全国公共卫生学术会议在北京召开，并就中国公共卫生的定义进行了专门研讨，最终一致同意定义为："公共卫生就是以保障和促进公众健康为宗旨的公共事业，通过国家和社会共同努力，预防和控制疾病与伤残，改善与健康相关的自然和社会环境，提供预防保健与必要的医疗服务，培养公众健康素养，创建人人享有健康的社会。

三、公共卫生的特点及任务

（一）公共卫生的特点

1.公共卫生事业相关的属性　公共卫生属于国家的公共事业，同时具备公有、公用和公益的性质。①公有：公共卫生采用公共生产和公共供应方式提供服务，不可能像教育那样既可以国家办又可以民办。②公用：公共卫生为全民服务。在正常情况下，一些人对公共卫生的使用不应该影响其他人。同时，一个人对公共卫生的消费应不减少其他人的消费机会，也就是存在"非排他性"或"非竞争性"。③公益：公共卫生的公益性特点表现在公共卫生只以公众获取群体健康为目的，通过加强公共卫生体系建设，增加公共卫生产品的供给，改善公共卫生服务质量，由此为整个社会公众带来更多的健康和福利。

2.对科学的依赖性　对科学的依赖性使公共卫生不同于一般的社会活动。公共卫生对科学的依赖性表现在解决公共卫生问题时需要应用不同学科的知识。公共卫生专业人员以流行病学作为其科学核心，并连接预防医学、基础医学、临床医学和社会科学等诸多学科进行协同合作，应对公共卫生面临的众多挑战。

3.对公众参与的需求性　公共卫生具有极强的社会性，公共卫生问题可以发生于社会的任何角落，一旦发生又为全社会所关注。公共卫生不仅为公众服务，也需要公众参与。公共卫生就是组织社会，共同努力，预防疾病，促进健康；无时不在，无处不有，人人参与，人人享有。可以说，缺少了公众的参与，就无法实现公共卫生的宗旨。公众不仅要关心与自己密切相关的公共卫生问题，还要关心整个社会所存在的公共卫生问题，要积极参与预防和应对身边与健康有关的问题，同时这个参与的过程可以使参与者受益。这也是公共卫生有别于其他公共事业的一点。

（二）公共卫生的任务

凡是能够增进全民健康，或维护现有的健康，以及促进康复的工作均属于公共卫生任务的范围之内，公共卫生体系履行的基本职能主要涉及三大类卫生服务：①以人群为基础的公共卫生服务，如虫媒控制、以人群为基础的健康教育活动等。②个体化预防服务，如免疫接种、婚前检查和孕产期保健。③疾病个体化治疗服务，如治疗肺结核和性传播疾病等，可减少传染源，属于疾病预防控制策略之一；再比如治疗儿童腹泻、急性呼吸道感染、急性营养不良症等。

四、公共卫生的职能范畴

（一）预防和控制疾病与伤残

预防和控制疾病与伤残是公共卫生最传统、也是最受重视的基本功能与任务。公共卫生最重要和最紧迫的任务，就是对威胁健康的疾病和伤残做出反应，保护群体的健康，维护社会的稳定。人类早期因群居而产生的环境卫生问题以及由此而出现的传染病问题严重威胁到人类的生存。因此，早期公共卫生的出现就是为了应对传染病对人类健康和生存的威胁。随着人类文明的快速发展，工业化、城市化和全球化的进程，伤害和残疾已经构成了对人类健康的严重威胁，新发传染病、生物恐怖事件等突发公共卫生事件不断出现。在人类现代化的进程中，能否有效地预防和控制疾病与伤残等对群体健康的直接威胁，事关群体能否健康地生存和发展，是公共卫生的第一要务。

（二）改善与健康相关的自然和社会环境

改善与健康相关的自然和社会环境是公共卫生的基本任务之一，是对政府的公共卫生价值取向，以及政策的制定能力与协调能力的考验，既需要长远规划，又需要主动出击，通过不断采取科学的治本措施，改善与健康相关的自然与社会环境，实现在群体水平上提高公众的健康，从更深的层次和更广义的角度促进人类健康的可持续发展。

（三）提供医疗保健与必要的医疗服务

提供医疗保健与必要的医疗服务，包括常规的预防保健服务，为特殊人群和弱势群体提供的预防保健服务，必要的医疗服务，以及培养公众健康素养。

1.常规的预防保健服务　常规的预防保健服务覆盖所有公众，如开展传染病防治、计划免疫、食品安全、营养卫生、环境卫生、少儿卫生、职业卫生、生殖健康等。

2.为特殊人群和弱势群体提供的预防保健服务　此类服务面对的是有特殊公共卫生需求的特殊人群和弱势群体。例如针对静脉吸毒人群的美沙酮替代疗法，对人类免疫缺陷病毒（HIV）感染者实施“四免一关怀”政策等。如果忽视了这类群体的健康需求，则很难构建人人健康的社会。

3.必要的医疗服务　由政府使用税收维护公众基本健康的医疗服务体系，例如针对常见疾病、多发疾病的医疗服务，但是这并不能包罗万象。

4.培养公众健康素养　健康素养又称为健康教养。中华人民共和国原卫生部于2008年发布的《健康66条——中国公民健康素养读本》中提到：“健康素养指：它使一个人能够获取和理解基本的健康信息和服务，并运用这些信息和服务做出正确的判断与决定，以维持并促进自己的健康。现代的健康概念，不应该仅仅局限于无疾病或不衰弱，而是指身体、心理与社会适应的完好状态。”培养国民健康素养需要全社会转变观念，将健康视为个人全面发展的基础；同时还要注重细节，从个人做起，养成人人讲健康的社会风气，培养公众阅读、书写、理解和应用健康科学知识的能力，培育保障人人健康的文化。

综上所述，公共卫生的四项基本是围绕保障和促进公众健康这一公共卫生的根本宗旨有机结合在一起，相辅相成，缺一不可。

五、公共卫生伦理

伦理学又称道德哲学，根据人类经验确定一些规范或标准来判断某一行动是否应该做、如何做，是一门对人类道德生活运行系统进行思考和研究的科学。公共卫生伦理学和传统的医学伦理学都是现代生命伦理学的重要分支，两者既有相似之处，又存在公共卫生特有的规范。两者的本质区别在于：①传统医学伦理重视患者个人利益，而公共卫生则关注人群权利。②传统医学伦理强调疾病的诊断治疗，而公共卫生伦理注重疾病的预防。

公共卫生实践中的伦理原则是公共卫生机构和工作人员行动的规范，涉及疾病预防控制以及卫生监督等政策、措施和办法制订以及实施的全过程。公共卫生实践中的伦理原则包括以下几点。

1.使目标人群受益　公共卫生实践的出发点就是要促进和维护公众的健康，公共卫生实践应使目标人群避免疾病及危险因素的威胁，从而使发病率/患病率下降，健康水平和生活质量得到相应提高，即保证目标人群受益。

2.不伤害目标人群　在公共卫生的临床实践中，可能导致的伤害和疾病本身引起的伤害比较而言相对轻微，即临床实践要遵循“两害相权取其轻”的原则，其坚持不伤害人的原则是相对的。与临床实践有所不同，不伤害目标人群在公共卫生实践中更具有绝对性，其效果侧重使目标人群受益。

3.成本-效益最优化　任何公共卫生实践在目标人群受益的同时都需要付出一定成本，因此公共卫生实践必须考虑成本-效益原则，力求以最低成本获取最大的收益。在多种可供选择的干预措施中选择成本-效益最优的方案，不单指经济效益，同时还要考虑社会效益。

4.受益和负担公平分配　在公共卫生实践中，谁应该成为成本负担的主体一直是公共卫生伦理争议的问题。按照谁受益谁负担的原则，公共卫生成本的负担主体应包括受益的目标人群和政府。但由于公共卫生服务效果的滞后性以及效果体现于群体的特征，政府往往成为绝大多数公共卫生服务的负担主体，只有在特殊情况下个人才会承担一部分成本。

5.尊重原则　由于公共卫生实践需要公众参与，因此应本着尊重知情权的原则保持信息的透明和畅通，特定情况下需要尽可能取得目标人群的知情同意，以确保实践效果。

6.保护隐私和秘密　公共卫生实践应充分尊重服务对象的隐私权。只有必要情况下，如当隐私内容对他人生命构成威胁时，才能有选择性地将相关内容向受威胁的对象公开。

7.互助原则　不同个人、不同社区、不同地区乃至不同国家之间，应当互帮互助，相互支持，以社群论为基础，使社会、集体以及个人的利益保持一致。

8.相称性原则　公共卫生基本理论问题提出来用于解决原则之间的冲突，要求公共卫生机构实施任何影响个人权利的措施必须达到预设的目的（合适）；不存在达到这一目的的更宽松的措施（必要）；能合理期望受到影响的人员接受所采取的措施（合理）。

这些公共卫生基本伦理学原则构成公共卫生初始的义务，是评价公共卫生行动并制定伦理原则、法律和法规的依据。

第二节　公共卫生护理概述

一、公共卫生护理的形成

正式提出公共卫生护理名称的是美国护士丽莲·伍德（Lillian Wald，1867—1940），她早在1891年就呼吁护理人员在工作中应能单独作业，并将南丁格尔以往使用的卫生护理前加上“公共”二字，即“公共卫生护理”，使大家了解这是为人民大众服务的卫生事业。伍德本人早年致力于贫民社会的卫生工作，在与同事们调查贫民家庭的过程中，她发现居民们住房环境阴暗、拥挤不堪，医疗资源较少，肺结核、伤寒及脑膜炎等传染病给人民带来了极大灾难。1893年，伍德与其他公共卫生护士共同成立了公共卫生护理学会，制订了公共卫生护理服务的准则，并根据工作需要提出公共卫生护理教育的课程标准，使其逐步纳入大学教育中。

1895年，她在街道成立了办事处，组织护士走访贫病家庭，对传染病患者进行消毒隔离，护理慢性病患者。此后她又推动了妇幼卫生与学校的卫生工作，致力于学校环境卫生的改善及防治校内的传染性疾病，这是学校卫生护理的开始。

二、公共卫生护理的定义

公共卫生护理指通过运用护理、社会和公共卫生科学的相关知识，促进和保护公众健康的实践活动，通过强调预防和促进健康行为等来改善公众健康。公共卫生护士（public health nurse，PHN）是指从事公共卫生护理工作的专业人员，运用卫生保健相关的临床知识和专业知识评估公共卫生问题，包括文化环境、历史、物理和社会因素等。

三、公共卫生护理的工作重点

公共卫生护理的工作目标，最重要的就是使个案获得健康，包括生理、心理和社会功能三方面都能达到较高的健康水平，因此工作重点体现为三个不同层次的预防工作。

1.初级的预防工作　主要是促进健康和特殊保护，如预防接种、家庭计划服务、牙齿保健、预防中毒宣教、居家安全、孕期护理、婴幼儿保健、意外事件的预防等，即健康人群的预防工作。

2.次级的预防工作　目的是维护健康，早期诊断治疗，预防残障的发生，对于个体所需要的技能进行示教，尤其对于贫困人群和妇幼群体，如乳房的自我检查手法等，同时也应鼓励人们定期体检，便于尽早发现处于隐蔽期的疾病，将伤害降到最低。

3.三级的预防工作　使患病人群能够在生理、心理和活动技能方面维持正常功能，许多慢性病患者，需要居家照护，例如教会糖尿病、高血压等慢性病患者，如何在日常生活中照顾自己，协助卒中患者语言及活动复建等。

四、公共卫生护理的工作评估标准和过程

公共卫生护理工作是一种直接的服务，目标是要满足人生不同阶段的卫生需求，依个人、家庭、社区的需求来计划，让护理对象得到高品质的护理服务，以下标准可作为依据：

1.有系统、持续地收集有关服务对象的健康资料。

2.依据健康状况的资料做出护理诊断。

3.依据护理诊断来制订护理目标。

4.依据诊断结果制订护理措施的优先次序，如预防效果如何？是否致死？是否影响人口健康如何？是否会引起后遗症？等等。

5.护理活动能使被服务的对象实现促进健康、维持健康、恢复健康等目标。

6.护理活动可以协助服务对象达到最高的健康水准。

7.护理活动的效果由公共卫生护士和服务对象一起评价。

8.护理活动应包括评估、优先次序的排列、新的护理目标设立，以及护理计划的修订。

五、公共卫生护理人员应具备的能力

由于公共卫生护理工作范围广泛，工作内容繁杂，接触的人员、地区、物品都较其他护理工作多，公共卫生护理人员的工作能力要求不容忽视，最重要的有以下五点。

1.健康的身心　公共卫生护理工作是一种繁重的护理工作，在医院、社区、家庭范围内，开展访视工作，如地段预防接种，开展母婴保健等；除此之外，在发生突发公共卫生事件时，需要前往疫区从事护理救治工作。因此，无论所处的环境如何，公共卫生护理人员都需要完成相应的救护任务，如果没有健康的身体则无法担当工作，达到为民服务的目标。

2.良好的品德　公共卫生护理人员接触的人群广，必要时需要到家庭访视，品德要求不可疏忽，对于不同年龄、性别、身份、教育程度、贫富、种族，在态度上应一视同仁，应具备爱心、耐心、责任心等优良品德。

3.丰富的学识经验　公共卫生人员应具备熟练的护理技能及医学、卫生保健、社会学等相关知识，方能了解目前公共卫生问题，及时发现民众的需求，提供高水准的服务。并且要能够灵活应用，充分将理论知识应用于实践中。

4.工作能力　公共卫生护理工作往往需要单独作业，因此，独立的精神不可或缺，不能仅仅遵医嘱工作。在工作上除了精准的判断能力外，还应态度诚恳、观察敏锐，在恰当的时候运用通俗易懂的语言进行施教，将健康知识传播给民众。

5.以身作则　在工作上与病患或不卫生的环境接触，医护人员的卫生态度和行为表现往往是民众的表率和模范，因此要靠自己的日常规范为群众树立良好的职业形象。

第三节　公共卫生护理的发展史

一、国外公共卫生护理的发展

1.早期发展阶段（early stage of development）　宗教及慈善事业与公共卫生护理的早期发展有着密切关系。399年，基督教会中的菲碧奥拉（Paciola）修女创建了第一家慈善医院，用以收容患者，并劝请贵族妇女访问患者。1669年，圣文森·保罗（St.Vincent De Paul）出于宗教信仰在巴黎创立了“慈善姊妹社”，组织信徒为患者及贫困人员提供帮助，使其能达到

自强自立。

2.地段访视护理阶段（area visit nursing stage） 1859年，英国利物浦市的著名企业家威廉·勒思朋（William Rathbone），因妻子患病获得良好的家庭护理而提倡家庭护理运动，在当地开创“地段护理服务”制度，并到南丁格尔护士学校请求合格护士的协助。

现代护理创始人南丁格尔在护理实践中也逐渐认识到环境及心理因素对人类健康的影响，她于1862年在利物浦皇家医院护士学校培养从事公共卫生护理的地段护士，开始了地段护理教育，开设的课程注重个人卫生、环境卫生、家庭访视与护理，学生毕业后为居民提供居家护理服务。1874年，伦敦成立了全国访贫护士协会。当时的地段护理服务内容侧重于疾病护理，地段护士主要来源于经过培训的志愿者。

19世纪30年代末，当时统计学资料显示母婴死亡率非常高，美国开始意识到院前及院后护理的重要性。1877年，纽约市首先开始访视护理活动，成立地段访视社，之后命名为“访视护士协会”。1885年，开始有家庭访视护士，此后逐渐扩展。1890年，美国访问护士机构发展到21家。

3.公共卫生护理阶段（public health nursing stage） 1893年，丽莲·伍德女士在纽约的亨利街成立了护理服务中心，提供当地所需的各项护理服务。她将保健护理服务中心设置在贫穷的移民区内，不仅为贫穷患者提供相关护理，也将公共卫生纳入视野，提倡护理人员独立开业，积极推进社区护理运动、妇幼卫生及全民卫生保健运动，将地段护理演变为公共卫生护理。她是第一个使用公共卫生护理名称的人，被称为现代公共卫生护理的开创人。20世纪上半叶，由于各国社会动荡和两次世界大战以及与之相伴而来的瘟疫流行，人们普遍认识到社会环境与疾病和健康间的密切关系，西方一些国家相继开展了家庭访视护理，并逐步发展、完善为有组织的护理活动。美国于1910年率先在哥伦比亚大学开办了公共卫生护理的相关课程。1912年，美国第一所公共卫生护理机构成立，并制订了公共卫生护理的目标和相关规章制度。20世纪40年代，日本开始发展公共卫生护理，日本的县、市、村都设有保健中心，拥有专门的医师、护士及完善的设备和管理，保健工作者经过专门的培训和考核后才能上岗。同一时期，韩国也开始大力发展公共卫生护理事业。20世纪80年代，英国卫生事业进行了全面改革，医疗保健重点从二级医疗转向社区卫生保健，从疾病治疗为主转向健康维护和健康促进。进入21世纪，荷兰等发达国家基本形成了较先进、合理的社区卫生服务体系，实现小病去社区、大病进医院的公共卫生医疗模式。

二、中国公共卫生护理的发展

1914年，全国护士大会首次制订了改善公共卫生环境的措施，其中包括鼓励全国的护士进驻乡镇，与妇女会及学校进行合作，指导家庭卫生、简单包扎伤口等。1923年，北京协和医学院聘请格兰特教授担任公共卫生系首位系主任，成为全国指定正式开课的公共卫生训练学校，开启了中国预防医学的教学与实验活动，从已毕业的医学、护理学专业的学生中招收学员，学习公共卫生课程。1925年，北京协和医学院提出培养临床医学和预防医学兼备的医、护学生的观点，在医学院的课程中设置了预防医学课程。格兰特教授率先发起了协和医院与北京卫生科联合创办的公共卫生教学区，目的是使医学院的医、护学生了解群众生活与预防疾病的关系，工作范围涉及生命统计、环境卫生、妇幼卫生、传染病控制、结核病防治、学校卫生、工厂卫生及公共卫生护理等。格兰特教授得到当局同意，划定北京市东城内一区为实验基地，正式成立“试办公共卫生事务所”，后于1928年改称为“北京市卫生局第一卫生事务所”，辖区内人口也由最初的5万人增长到了10万多人。1930年，原中华护士会增加了公共卫生护理委员会。1932年，政府设立了中央卫生实验处训练公共卫生护士。1934年，全国护士大会将公共卫生演讲加入标准课程中，要求每所注册的护校每年至少需开设15次公共卫生讲座，从学校书面章程中增加了对公共卫生护理事业的重视。1945年，北京协和医学院成立了公共卫生护理系，王秀瑛任系主任。公共卫生护理的课程设置包括健康教育、公共卫生概论、心理卫生、家庭访视、护理技术指导、学校卫生护理、工厂卫生护理等。同年，北京的卫生事务所发展为4个，全国从事公共卫生的护士数量也有一定的增加。

中华人民共和国成立后，各卫生事务所改为各城区卫生局，局内设防疫站、妇幼保健所、结核病药治所等。一部分医院开始设置地段保健科或家庭病床。虽然城市及农村均设有三级卫生保健网，但参加预防保健的护士并不多。现阶段我国为应对突发公共卫生事件培养了灾害专科护士、社区护士等，其工作侧重点有所不同，可归属于公共卫生护士这一大类。

三、20 世纪公共卫生大事件

1948年，即《1848年公众健康法案》颁布100年以后，出于社会、政治、经济和伦理的考量，英国建立了国家健康服务体系（National Health Service），伦敦经济学院前院长、经济学家威廉·贝弗里奇（William Beveridge）是英国国家健康服务体系的重要推手，该体系利用税收和国家保险的筹资方法，为全民保障提供完全免费的基本医疗卫生服务。从关注和保障民众健康的意义方面，英国国家建立的健康服务体系是人类有史以来所采取的最大规模的、最全面的、最公平的、最具有代表意义的国家卫生福利政策，为众多国家树立了典范。如果说公众健康作为一门学问是对公众健康的关注，那么英国国家健康服务体系的建立是公众健康历史上另一个重要的里程碑。

1938年，美国通过的《联邦食品、药品和化妆品法案》也值得公共卫生界的分析和重视。从群体角度出发，立法是保护公众健康十分有效的手段。20世纪初，人类开始尝试使用磺胺治疗感染性疾病。1937年，美国107人在服用以二甘醇为溶剂的磺胺酏剂后死亡，造成了著名的磺胺酏剂致死事件，直接催生了美国对食品、药品和化妆品安全的立法。虽然美国食品药品监督管理局（Food and Drug Administration，FDA）在1906年就已经成立，但在1938年以前，美国的食品药品法并未要求对新药进行安全性论证。磺胺酏剂致死事件后，美国通过了《联邦食品、药品和化妆品法案》，规定所有新药上市前必须通过安全性审核。1962年，美国进一步要求药品不仅要有安全性，还要证明有效才可以向民众销售。美国通过立法对药物的疗效和安全性进行把关，成为守护公众健康的另一道重要盾牌。

1948年，世界卫生组织（WHO）成立，该组织以全世界人民获得尽可能高水平的健康为使命。1977年，在第30届世界卫生大会上，该组织提出“2000年实现人人享有健康”的世纪目标，呼吁世界各国将此作为卫生事业发展的目标，并在1978年的《阿拉木图宣言》里提出初级卫生保健是实现这个目标的关键策略。《阿拉木图宣言》指出，健康是每一个人的基本权利，不因种族、宗教、政治信仰、经济和社会环境而不同。从全球的角度关注和促进全人类的健康，也构成了20世纪末兴起的全球健康（global health）的基本理念和使命，使公众健康学走上了广阔的舞台。

案例回顾

近年来我国人口老龄化进程加快及公共卫生事件时有发生，国家开始大力推进高水平公共卫生人才的培养，其中对高职护理教育、护理人才培养高度重视，大力发展增强一线护理力量。公共卫生护理人员要兼具理论知识、临床技能、良好的品德、健康的体魄等，能够胜任疫情流调及提供医疗保健服务等工作。

第二章
公共卫生体系及立法监督

章前引言

公共卫生体系是一个以医务人员、医疗机构、疾控系统为主体，以卫生和相关社会政策为导引，以医药与健康产业为支撑，社会各界广泛支持参与，全面维护和促进公众健康的综合社会体系。一个国家或地区的公共卫生体系是否完善，直接影响其健康水平、卫生安全、社会稳定乃至经济发展。党的十九大报告明确提出，实施健康中国战略，要完善国民健康政策，为人民群众提供全方位、全周期健康服务。

立法是构筑公共卫生安全屏障的重要环节。新冠疫情发生以来，坚持以法治方式补齐公共卫生短板，公共卫生立法成为贯穿全国人大常委会2020年立法工作的主线之一。《中华人民共和国基本医疗卫生与健康促进法》经第十三届全国人大常委会第十五次会议表决通过，于2020年6月1日起实施，成为我国卫生与健康领域第一部基础性、综合性的法律。卫生监督在某种意义上讲，就是卫生监督主体将卫生法律规范适用于社会生活的卫生及相关领域，依法处理具体卫生行政事务的行政执法行为。卫生监督必须以事实为依据、以法律为准绳。护士通过了解公共卫生体系、卫生立法与监督的基本内容，有助于在未来工作中培养卫生法治观念和相关行为，借助法律手段来保护和促进人群健康。

学习目标

1. 识记公共卫生体系、卫生立法、卫生法律体系和卫生监督的概念。
2. 理解公共卫生体系的发展和中国公共卫生行政管理体系、服务体系。
3. 理解卫生立法的基本原则、卫生法律体系的作用和卫生监督的依据。
4. 学会理性分析公共卫生体系和卫生立法在实现健康中国战略中的作用。

思政目标

通过学习我国公共卫生体系和卫生立法的发展历程，培养爱国主义情怀和职业自信。

案例导入

新型冠状病毒感染是近百年来人类遭遇的影响范围最广的全球性大流行病，对全世界是一次严重危机和严峻考验。中国第一时间报告疫情，迅速采取行动，开展病因学和流行病学调查，遏制疫情蔓延；及时主动向世界卫生组织通报疫情信息，向世界公布新型冠状病毒的基因组序列。2020年1月23日，中国采取阻断病毒传播的关键措施，武汉市关闭离汉通道。经过一个多月最全面、最严格、最彻底的全国疫情防控工作，疫情蔓延势头初步遏制。2月19日，武汉市新增治愈出院病例数首次大于新增确诊病例数。3月中旬，全国每日新增本土确诊病例数维持在个位数。

思考题

为什么中国可以在短时间内遏制疫情蔓延势头？需要建立什么样的公共卫生体系才能应对各种突发公共卫生事件？

第一节 公共卫生体系概述

一、公共卫生体系的定义

公共卫生的使命是维护和促进公众健康，与这一使命相关联的部门和组织一同构成公共卫生体系（public health system）。美国疾病预防与控制中心认为，公共卫生体系是指在一定管辖区域内，提供基本公共卫生服务的公立、私人及志愿机构。公共卫生体系中的各家机构承担不同功能，相互关联、相互作用，共同促进公众健康。我国学者范春将公共卫生体系定义为：以促进大众健康为目标的公共卫生活动所涉及的一系列相关政策、法律、组织机构和具体措施等要素的集合，是在各自权限内提供公共卫生服务的公共、私立及志愿组织的总体。王辰等学者于2021年提出，公共卫生体系是一个以医务人员、医疗机构、疾控系统为主体，以卫生和相关社会政策为导引，以医药与健康产业为支撑，社会各界广泛支持参与，全面维护和促进公众健康的综合社会体系。可见，公共卫生不仅依赖卫生机构和部门，且应由社会各领域、各部门共同努力和协作，从而促进公众健康。

医疗机构、疾控系统、医学教育机构、卫生与相关社会管理部门、医药与健康相关产业等都是公共卫生体系的有机组成，共同承担公共卫生责任。其中，政府公共卫生机构是公共卫生体系的核心，在公共卫生体系的运行中发挥关键作用。

二、公共卫生体系的发展

（一）国外公共卫生体系的发展

美国、英国等发达国家对公共卫生体系的构建有较为完善和成熟的经验。在顶层设计上，公共卫生体系建设实践应秉持“以人的健康权益为核心”和“将健康融入所有政策”的理念，以保障和促进健康为出发点，以立法的形式明确相关部门或机构的公共卫生职能，从而保证国民的基本健康权利；政府依照法律、行政法规行使其职能，制订公共卫生体系所需提供的基本服务内容，并针对本国公共卫生的具体问题和需求，提供不同的针对性的公共卫生服务。在公共卫生体系管理上，逐步建立跨部门、跨区域的管理体制与协调机制；明确以公共财政为主的政府保障责任，同时建立多渠道、可持续的筹资机制；发展分工明确的公共卫生人才队伍；由政府专项支持，顶层规划、统一标准，构建整合协同、互联互通的公共卫生信息系统。2010年，WHO提出卫生体系“六大组成模块”的概念，包括提供卫生服务、卫生服务人员、卫生信息、卫生筹资、卫生管理、医药制品和技术，成为目前国际公认的卫生体系构成要素。

（二）我国公共卫生体系的发展

自1949年以来，我国公共卫生事业在飞速发展的同时，也经历了许多曲折变化。目前，我国已基本形成了较为完善的公共卫生组织架构，公共卫生立法已初具规模，公共卫生筹资保障机制逐步完善，公共卫生管理水平不断提高。中华人民共和国成立七十多年的历程中，中国逐步建立了富有特色并适应时代要求的公共卫生体系。具体包括四个阶段。

1.起步阶段（1949—1978年）　中华人民共和国国成立之初，中国广大农村地区普遍面临缺医少药，传染病、地方病横行，居民健康水平极为低下的局面。为了解决战后的满目疮痍，中国政府提出了“面向工农兵、预防为主、团结中西医、卫生工作与群众运动相结合”的四项卫生工作方针。该方针的提出为中国卫生事业的发展指明了方向，其中“预防为主”是最为关键的原则，自始至终贯穿于中国公共卫生事业发展的全过程。围绕“预防为主”，中国政府自上而下地建立起了全国范围内的卫生防疫体系，各省（直辖市、自治区）、市、县逐级组建了卫生防疫站，在原国家卫生部公共卫生局的统一领导下，负责急性/慢性传染病、环境卫生、食品卫生、学校卫生、劳动卫生和卫生监督等各项卫生防疫工作，初步建立了中国的公共卫生体系。

2.改革阶段（1978—2003年）　1978年起，改革开放后中国经济迅速转型。在市场经济浪潮下，中国卫生事业发展发生了方向性的转变，最为典型的就是从“预防为主”转向“重医轻防”，更加重视效率。市场经济体制下的中国，政府赋予医疗卫生机构更多的自主权，促使其逐步实现“自主经营、自负盈亏”。这一转变在当时有效盘活了有限的卫生资源，一定程度上促进了医疗卫生机构的快速发展，同时也限制了公共卫生事业的发展。市场机制配置资源的医疗卫生机构，开始更多地依赖竞争来获取更多资源、维持自身的发展，这种竞争主要体现在医院规模扩张、增加床位，追求高精尖医疗设备，看重经济效益。在政府投入不足、医疗机构抢占资源的情况下，不少公共卫生机构也开始寻求突破，开展经济效益高的项目。一时间，收治更多患者、开展更多项目成为医疗机构和公共卫生机构共同的追逐目标，发展的效率原则逐渐模糊了公平原则。此外，由于卫生资源配置的“倒三角”，大量优质卫生资源集中在大城市、大医院，而公共卫生事业主要依赖基层医疗卫生机构开展服务项目，造成公共卫生人才流失和资金不足。

3.后SARS阶段（2003—2009年）　2003年，中国广东暴发了SARS疫情，随后在全球范围内蔓延。面对突如其来的SARS疫情，中国疾病防控信息收集、疫情通报、应急处置等方面均暴露出不同程度的问题。因此，SARS疫情过后，中国政府迅速拉开了新一轮公共卫生改革与建设的帷幕。这一轮改革以建立完善的公共卫生体系为目标，以突发公共卫生事件应急处理体系、疾病预防控制体系和卫生执法监督体系建设为重点，大量资金重新投入公共卫生事业。然而，积弊已久的中国公共卫生事业仍呈现出种种弊端，如高素质公共卫生人才严重短缺，尽管资金投入可以快速到位，但人才培养需要时间积累；长期稳定可持续的公共卫生筹资机制仍在建立，短期内的一次性投入并不能彻底解决问题；城市基层医疗卫生服务机构和农村三级卫生网没能充分发挥作用，该轮改革的核心是疾病预防控制中心和应对突发公共卫生事件，而对于承担最基本公共卫生服务的城乡基层医疗卫生服务机构涉及不深。中国公共卫生事业仍需在中国政府的带领下，走出一条具有中国特色的发展与改革道路。

4.新医改阶段（2009年至今） 2009年，为了纠正医疗卫生服务过度市场化，解决居民“看病难、看病贵”的问题，我国政府启动了新一轮的医药卫生体制改革，将“公平可及的公共卫生服务体系”与基本医疗保险为主体的医疗保障体系、运行高效的医疗服务体系和安全规范的药品供应保障体系并列为中国卫生事业的四大体系，并随之提出“基本公共卫生服务均等化”的目标，启动“国家基本公共卫生服务项目”。基本公共卫生服务项目是政府针对当前城乡居民存在的主要健康问题，以儿童、孕产妇、老年人、慢性疾病患者为重点人群，面向全体居民免费提供的最基本的公共卫生服务。项目所需资金全部由政府承担，城乡居民可直接受益。主要由城市的社区卫生服务中心和社区卫生服务站、农村的乡镇卫生院和村卫生室来提供服务，村卫生室、社区卫生服务站分别接受乡镇卫生院和社区卫生服务中心的业务管理，合理承担部分基本公共卫生服务任务。深化医药卫生体制改革以来，公共卫生服务体系建设得到大力推进，国家基本公共卫生服务项目和重大公共卫生服务项目全面实施，公共卫生服务和突发事件卫生应急处置能力不断增强，基本公共卫生服务均等化水平不断提高，公共卫生服务体系建设取得明显效果。2019年以来，新冠疫情的防控结果表明，我国公共卫生体系总体具备系统性、及时性、有效性，但存在一些薄弱环节，例如体制机制不完善、政策落实不到位、资源调配不合理、法律运行机制有待完善等。在新时代背景下，政府应明确新时代我国公共卫生体系的框架、定位、管理机制、组织机制和内部运行机制等，通过一系列措施进一步完善发展我国公共卫生体系，包括：改革完善疾病预防控制体系、加强监测预警和应急反应能力、健全重大疫情救治体系、深入开展爱国卫生运动、完善公共卫生法律法规、加强国际卫生交流合作等。

第二节　中国公共卫生体系

一个国家的公共卫生体系通常包括公共卫生行政管理体系、公共卫生服务体系和公共卫生筹资体系。其中，公共卫生行政管理体系是卫生服务的组织保障和制度保障，公共卫生服务体系是提供公共卫生服务、保障人民健康的基础，公共卫生筹资体系是保障卫生服务得以实现的经济基础。

一、公共卫生行政管理体系

公共卫生行政管理体系指政府为维护和促进居民健康成立的组织及其制定的法律、规章、制度。公共卫生行政管理体系可保障公共卫生服务体系和公共卫生筹资体系的正常运行。

我国公共卫生行政管理机构（图2-1）按行政区划设立。中央、省（自治区、直辖市）、地级市、县区（市）各级人民政府均设有卫生行政管理机构，这种设置与国家政权机构相一致，并在各级政府的领导及上级卫生行政机构的指导下，负责辖区内的卫生行政工作。

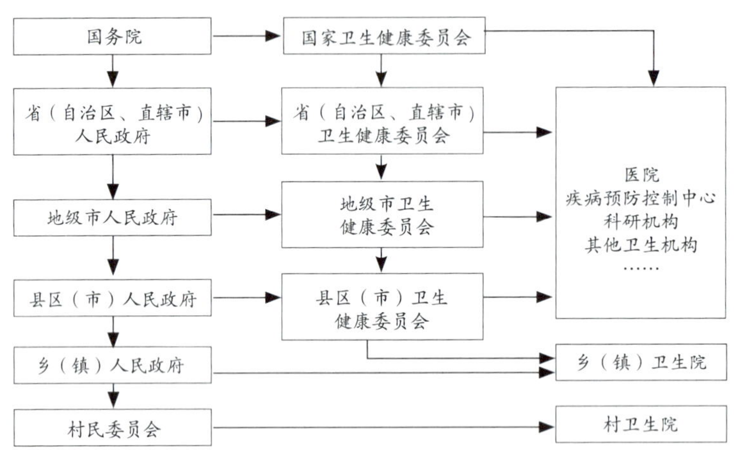

图2-1 我国公共卫生行政管理体系

国家卫生健康委员会是国务院的一个组成部门，是主管全国卫生和健康工作的最高行政机构。它负责实施党和政府的卫生工作方针政策，组织卫生服务，配置卫生资源，保障人民身心健康，提高全民族的身体素质。中华人民共和国成立后，1949年11月在北京成立中央人民政府卫生部。1954年11月成立中华人民共和国卫生部，简称卫生部，由国务院领导，负责组织、领导全国卫生工作。2013年3月，卫生部和计划生育委员会合并为中华人民共和国卫生和计划生育委员会。2018年3月，根据第十三届全国人民代表大会第一次会议批准的国务院机构改革方案，设立中华人民共和国国家卫生健康委员会。

基于我国的行政体系框架，在省级、地市级、县区（市）级人民政府同样设有各级卫生健康委员会，其结构与国家卫生健康委员会相似，只是功能由于其层级的政府职能不同而有所不同：高层级的卫生健康委员会更多地关注宏观的政策，基层卫生健康委员会的功能在于根据当地的情况具体执行中央的政策和行动方案。地方各级卫生行政组织在同级人民政府领导下进行工作，同时接受上一级卫生行政部门的工作指导或业务指导。乡（镇）、街道办事处一般只设有专职或兼职人员负责卫生工作，而无单独的卫生行政组织。有些地区还将这类卫生行政管理工作交给乡（镇）卫生院或社区卫生服务中心来承担。每个村都设有村卫生室，负责健康教育、计划免疫、妇幼保健和常见病的诊治。

二、公共卫生服务体系

公共卫生服务体系（public health service system）是以卫生资源为基础，为居民提供预防保健服务、诊断治疗护理服务和康复服务等服务的体系。其中，卫生资源包括人力、卫生经费、卫生技术及其设施、卫生信息等。依据我国城乡二元化的结构，公共卫生服务体系可划分为城市公共卫生服务体系和农村公共卫生服务体系。城市公共卫生服务体系是由社区卫生服务机构与区域医院组成的两级公共卫生服务网络。农村公共卫生服务体系是以县级卫生服务组织为龙头，乡（镇）卫生院为主体，村卫生室为基础的公共卫生服务体系，一般称为“农村三级公共卫生服务网络”。按照服务性质，公共卫生服务体系可分为以下六类。

（一）疾病预防控制体系

疾病预防控制体系主要由疾病预防控制组织、疾病监测网络和信息体系构成，是保护人民健康、保障公共卫生安全、维护经济社会稳定的重要保障。

疾病预防控制组织包括疾病预防控制机构、各级各类医疗卫生机构、基层医疗保健组织等。疾病预防控制机构是疾病预防控制体系中的主力军，分为国家级、省级、设区的市级、县级四个级别，分别承担着辖区范围内的疾病预防控制工作。各级各类医疗卫生机构和基层医疗保健组织接受疾病预防控制机构的指导和考核，协助疾病预防控制人员开展流行病学调查和标本采集，依法承担职责范围内的传染病疫情和突发公共卫生事件报告、传染病隔离治疗、院内感染控制等疾病预防控制工作。

（二）妇幼卫生服务体系

妇幼卫生服务体系由提供妇幼卫生服务的组织、妇幼保健信息网络和信息体系构成，主要为公民提供婚前保健、孕产期保健等服务，以促进生殖健康，预防出生缺陷。

提供妇幼卫生服务的组织主要包括从事妇幼保健服务的机构、从事妇幼保健和生殖健康服务的综合医院的妇产科室和儿科、基层妇幼保健科室等。妇幼卫生服务体系以孕产保健、儿童保健、妇幼保健和生殖健康服务为中心，以必要的临床诊疗技术为支撑，提供妇幼保健服务，并承担辖区内妇幼卫生和生殖健康服务业务的管理和技术支持等。目前我国已建立起以妇幼保健专业机构为核心，以乡村、社区卫生服务机构为基础，以大中型综合医疗机构和相关科研教学机构为技术支撑的妇幼卫生服务网络体系。

（三）医疗救治体系

医疗救治体系包括突发公共卫生事件医疗救治体系、传染病救治体系、院前医疗急救体系和其他涉及公共卫生救治的服务体系等，承担着与公共卫生有关的医疗救治服务任务。

突发公共卫生事件医疗救治体系由急救、传染病和职业中毒、核辐射救治及后备医院等医疗救治机构组成。传染病救治体系主要由急救中心、传染病医院、核准登记传染科的综合医院和其他承担传染病医疗救治服务的医疗机构组成。院前医疗急救主要由急救中心和承担院前医疗急救任务的网络医院构成，为急危重症患者提供及时、规范、有效的急救服务。卫生健康主管部门、红十字会等有关部门积极开展急救培训，普及急救知识，鼓励医疗卫生人员、经过急救培训的人员积极参与公共场所的急救服务。

（四）突发公共卫生事件应急体系

突发公共卫生事件应急体系由突发公共卫生事件应急指挥机构、医疗卫生救援应急组织、专家咨询机构、应急处理专业技术机构、监测和预警机构、卫生监督机构等组成。

突发公共卫生事件应急体系专门应对突发公共卫生事件的应急处置，并建立卫生应急组织协调、决策评估、信息报告、监测预警等工作机制，制订国家突发公共卫生事件应急预案，制订流感大流行、鼠疫、自然灾害、核与辐射事故等突发事件的卫生应急预案，对突发公共卫生事件进行统一指挥、专家评估和指导、监测、预警，对患者和受伤人员进行紧急救治，最大限度地减少突发公共卫生事件对公众健康造成的危害，保障公众的身心健康与生命安全。

（五）公共卫生监督执法体系

公共卫生监督执法体系由各级卫生行政部门、市场监督管理部门、出入境检验检疫部门、生态环境行政部门、农业农村行政部门等共同组成。

各级卫生行政部门是公共卫生服务最主要的监督管理机构，负责职业卫生、放射卫生、学校卫生、公共场所卫生、饮用水卫生、疾病防治、突发公共卫生事件应急处理、妇幼卫生等方面的监督管理；市场监督管理部门负责食品、药品、化妆品、医疗器械等方面的监督管理；出入境检验检疫部门主要负责国境卫生检疫、传染病监测和卫生监督，以及进出口食品和化妆品的监督管理；生态环境行政部门负责对生态环境和城乡各类污染排放的监管与行政执法职责；农业农村行政部门主要负责监督管理种植业、畜牧业、渔业、农产品质量安全，负责农业投资管理。

（六）公共卫生教学科研体系

公共卫生教学科研体系主要由专门的科研机构、高等院校、相关学术团体及公共卫生机构中的科研部门等组成，是公共卫生服务体系的重要组成部分。

主要功能任务有：为公共卫生队伍培养专业人才，承担公共卫生人员的继续教育和专业培训；进行公共卫生理论研究和实验室试验，并进行科研成果转化；承担或参与对公共卫生服务单位和服务项目的绩效评价、效果评价、公共卫生技术或公共卫生措施评价，以及公共卫生政策实施效果评价等，为政府提交研究和咨询报告，为政策、标准、法律法规的制定提供理论和数据支撑等。

三、公共卫生筹资体系

公共卫生筹资体系（public health financing system）是为保障居民获得卫生服务而建立的资金筹集和分配体系。国际上常见的筹资体系有以英国为代表的税收筹资体系、以德国为代表的以就业为基础的社会筹资体系和以美国为代表的商业筹资模式。中国现有的医疗保障体系包括公费医疗、城镇职工医疗保险、城镇居民医疗保险、农村合作医疗和社会医疗救助制度。

（一）公共卫生筹资方式

公共卫生筹资方式主要包括税收、保险、自费支付和社区筹资。

1.税收筹资　通过税收方式筹集卫生资源是卫生部门筹资的一种主要方式。税收筹资多用于公共卫生活动，例如免疫、儿童卫生服务以及公立医院的日常运营等。

2.保险　通过保险筹资的方式分为两种：一种是社会医疗保险，是指国家通过明确某项税收资金用于补偿特定人群医疗卫生保健服务的筹资，如我国原有的劳保医疗和城镇职工医疗保险；另一种是商业医疗保险，指的是参保人通过商业保险公司自愿缴纳医疗保险费用的筹资方式，为商业健康保险筹资。商业保险通常以营利为目的，一般作为卫生筹资的补充形式。

3.自费支付　自费支付是指患者直接向医疗卫生服务提供者支付所接受服务和产品的费用，并且这些费用不会由第三方（如保险公司）给予报销。自费支付常常与个人直接支付表达的是相同的概念。

4.社区筹资　某些发展中国家为相对贫困的农村地区卫生保健进行混合性的筹资，来源包括地方税收、参保费用、直接付费、地方企业或集体的支持以及省级或国家政府的补助。这种在某个地区为人群筹集医疗卫生服务费用的方式通常称为社区筹资，例如改革开放前的农村合作医疗制度。

（二）医疗保障体系

中国现有的医疗保障体系包括公费医疗、城镇职工医疗保险、城镇居民医疗保险、农村合作医疗和社会医疗救助制度。

1.城镇职工医疗保险制度　城镇职工医疗保险制度建立于1998年，规定国有、集体、中外合资、股份制、私营单位、有雇工的个体工商户等各类城镇职工都要参加基本医疗保险。城镇职工基本医疗保险制度主要学习德国模式，以城镇就业为基础，是由雇主和雇员按比例共同筹资的补充医疗保险。2011年7月开始实施的社会保险法又将“城镇”的限定去掉，改为职工基本医疗保险制度。

2.城镇居民医疗保险制度　城镇居民医疗保险制度建立于2007年，保险覆盖城镇没有工作的居民。城镇居民基本医疗保险以家庭缴费为主，政府给予适当补助。参保居民按规定缴纳基本医疗保险，享受相应的医疗保险待遇，有条件的用人单位可以对职工家属参保缴费给予相应补助。

3.农村（新型）合作医疗制度　2003年1月，国家下发《关于建立新型农村合作医疗制度的意见》，采用政府补贴与家庭缴费相结合的筹资方式。保费按照当地农村家庭可负担的水平确定，县级、市级、省级政府分别提供配套资金。农村新型合作医疗制度在减轻农民医疗负担、缓解因病致贫和返贫状况、保障农民健康方面发挥了重要作用。

4.社会医疗救助制度　农村的医疗救助制度始于2003年，通过政府拨款和社会各界自愿捐助等多渠道筹资，对没有参加以及没有能力参加新型农村合作医疗保险的，或者参加新型农村合作医疗保险后无力承担自己支付部分的困难农民进行帮助的一种救助制度，救助对象主要是农村“五保户”、农村贫困户家庭成员。城市医疗救助制度实行得相对晚一些，2005年国家出台《关于建立城市医疗救助制度试点工作的意见》，开始试点工作，其受助对象为城镇低保户、特困户和重点优抚对象等。

第三节 卫生立法

一、卫生立法的概念与基本原则

（一）概念

卫生立法又称卫生法制定（health legislation），是指有立法权的国家机关依照法定的职权和法定程序制定、认可、修改、补充或废止规范性卫生法律文件的活动。

卫生立法有广义和狭义之分。广义的卫生立法是指有立法权的国家机关依法创制卫生法律规范的活动，既包括国家权力机关制定卫生法律，也包括国家行政机关、有立法权的地方机关等制定卫生法规、规章和其他规范性文件的活动。狭义的卫生立法仅指全国人民代表大会及其常务委员会制定、修改或废止规范性卫生法律文件的活动。其中，全国人民代表大会制定的卫生法律规范为卫生基本法；全国人民代表大会常务委员会制定的卫生法律规范为一般性卫生法律。

（二）基本原则

卫生法制定的基本原则，是指卫生立法主体进行卫生立法活动所必须遵循的基本行为准则，是立法指导思想在立法实践中的重要体现。根据《立法法》的规定，卫生立法活动必须遵循以下基本原则。

1.遵循宪法的基本原则　遵循宪法的基本原则，即在中国共产党领导下，在马克思列宁主义、毛泽东思想、邓小平理论、“三个代表”重要思想、科学发展观、习近平新时代中国特色社会主义思想指引下，坚持人民民主专政，坚持社会主义道路，坚持改革开放，不断完善社会主义的各项制度，发展社会主义市场经济，发展社会主义民主，健全社会主义法治，贯彻新发展理念，自力更生，艰苦奋斗，逐步实现工业、农业、国防和科学技术的现代化，推动物质文明、政治文明、精神文明、社会文明、生态文明协调发展，把我国建设成为富强民主文明和谐美丽的社会主义现代化强国，实现中华民族伟大复兴。这是党在社会主义初级阶段的基本路线的核心内容，是实现国家长治久安的根本保证，是我们的立国之本，是人民群众根本利益和长远利益的集中反映，理所当然地成为我国所有立法的最根本的指导思想，当然也是卫生立法所必须遵循的基本原则。宪法是人民意志和利益的集中体现，只有坚持和维护宪法原则，才能使卫生立法工作坚持正确的政治方向，反映人民群众医药卫生方面的愿望和要求，以保障和实现宪法所确定的公民的卫生权益。

2.依照法定的权限和程序的原则　国家机关应当在宪法和法律规定的范围内行使职权，立法活动也不例外。卫生立法必须遵循《宪法》《立法法》和有关法律关于立法权限划分的规定。立法机关在宪法、法律规定的范围内行使职权，不能超越法定的权限范围。立法机关超越法定权限的行为，是违法的、无效的。卫生立法不仅须依照法定的权限，还必须严格遵守法定的程序。遵守法定程序之所以重要，是因为程序性规定反映了民主原则，民主的实质须通过相应的程序表现出来。遵守法定程序，是实施法治的重要内容。

3.维护社会主义法制的统一和尊严的原则　卫生立法活动应站在国家和全局利益的高度，从国家的整体利益出发，从人民长远的、根本的利益出发，防止出现部门利益、地方保护主义的倾向，维护国家的整体利益，维护社会主义法制的统一和尊严。这是依法治国、建设社会主义法治国家的必然要求。

4.坚持民主立法的原则　民主立法，就是在整个立法过程中，国家坚持民主立法的价值取向，使社会公众参与和监督立法的全过程，建立充分反映民意、广泛集中民智的立法机制，推进法制建设的科学化、民主化，使法律真正体现和表达人民的意志，反映广大人民群众的根本利益和长远利益。因此，卫生立法要坚持群众路线，采取各种行之有效的措施，广泛听取人民群众的意见，集思广益，在民主的基础上集中，实现卫生立法的民主性、科学性。同时广泛吸收广大人民群众参与卫生立法工作，调动他们的积极性和主动性，不仅使卫生立法更具民主性，而且有利于卫生法在现实生活中得到真正的遵守。

5.从实际出发的原则　卫生法的制定从实际出发，最根本的就是从我国的卫生国情出发，深入实际，调查研究，正确认识我国国情，充分考虑到我国社会经济基础、生产力水平、各地的卫生条件、人员素质等状况，科学、合理地规定公民、法人和其他组织的权利与义务、国家机关的权力与责任。坚持从实际出发，也应当注意在充分考虑我国的基本国情，体现中国特色的前提下，适当借鉴、吸收外国及本国历史上卫生立法的有益经验，注意与国际接轨。

二、卫生立法体制

立法体制，是指关于立法权限的划分、立法机关的设置和立法权的行使等方面的体系和制度所构成的有机整体。其核心是立法权限的划分。立法权是一定的国家机关依法享有的制定、修改或废止法律等规范性文件的权力。

我国是单一制国家，根据《宪法》的规定，我国实行一元性的立法体制，全国只有一个立法体系，这个体系又是多层次的。根据《宪法》和《立法法》的规定，全国人民代表大会和全国人民代表大会常务委员会行使国家立法权，制定卫生法律；国务院根据宪法和法律，制定卫生行政法规；省、自治区、直辖市的人民代表大会及其常务委员会在不与宪法、法律、行政法规相抵触的前提下，制定地方性卫生法规；民族自治地方的人民代表大会有权依照当地民族的政治、经济和文化的特点，制定卫生自治条例和单行条例；国务院组成部门和具有行政管理职能的直属机构，根据法律和国务院的行政法规，制定卫生规章；省、自治区、直辖市和设区的市、自治州的人民政府，可以根据法律、行政法规和本省、自治区、直辖市的地方性法规，制定卫生规章。

三、卫生法律体系及其作用

卫生法律体系（system of health law）是指由国家现行保护人体生命健康权益的法律规范，按照其自身的性质、调整的社会关系和调整方式，分类组合而形成的一个呈体系化、有机联系的统一整体。由于尚无卫生基本法，作为我国社会主义法律体系重要组成部分的卫生法是否能够成为一个独立的法律部门，学术界尚有争议。

（一）卫生法律体系的分类

按照调整对象和内容，卫生法律体系大致包括以下几类。

1.公共卫生管理法律制度　公共卫生是国家卫生工作的基础，是保障人体生命健康的重要领域，其法律制度的内容主要有：①疾病预防控制法律制度。疾病的预防是保障人体生命健康的首要环节。我国疾病防治法律规范包括对传染病、职业病、地方病、常见多发病等各类疾病的管理及其危害因素防治，制定了《传染病防治法》《职业病防治法》《疫苗流通和预防接种管理条例》《建设项目职业病危害分类管理办法》《使用有毒物品作业场所劳动保护条例》《性病防治管理办法》《新生儿疾病筛查管理办法》《产前诊断技术管理办法》等一系列的卫生法律、法规和规章。②环境及公共场所卫生法律制度。环境及公共场所是人们生活必须接触的客观物质世界，对人体生命健康产生着直接和间接的影响。环境及公共场所法律制度主要包括开展爱国卫生运动及对学校、工厂、公共活动场所等的选址、设施、环境状态等的卫生要求和科学标准。如《学校卫生工作条例》《公共场所卫生管理条例》《建设项目环境保护管理条例》《环境标准管理办法》等。③突发公共卫生事件应急法律制度。突发重大传染病疫情、群体性不明原因疾病、重大食物中毒和职业中毒等，因对经济、社会、人体生命健康造成重大损害而成为应对重点。此类法律制度主要包括突发公共卫生事件的应急处理预案、监测、预警、应急处理、信息报告制度等。如《突发公共卫生事件应急条例》《国家突发公共事件医疗卫生救援应急预案》《突发公共卫生事件与传染病疫情监测信息报告管理办法》《食物中毒事故处理办法》《灾害事故医疗救援工作管理办法》《卫生部核事故与辐射事故卫生应急预案》等。④特殊人群健康保护法律制度。主要体现为对弱势群体给予的特殊保护。如老年人、残疾人、精神病人、母亲和儿童等，其生命健康相对于一般人群较容易受到侵害，国家立法予以相应的保障。我国制定了《母婴保健法》《残疾人保障法》《老年人权益保障法》《未成年人保护法》《托儿所幼儿园卫生保健管理办法》《学生集体用餐卫生监督办法》《女职工劳动保护规定》等，从而把对该人群健康的保护纳入了国家职责范围。

2.健康相关产品管理法律制度　人类在预防治疗疾病的过程中，不可避免地要使用各类物品，以提高防病抗病能力。为确保健康相关产品对人体无毒无害，国家制定了相关的法律制度加强管理，主要包括药品、食品、血液制品、生物制品、保健用品、化妆品、生活饮用水等产品的包装、生产和经营，以及专用于医疗的产品（如医疗器械、一次性卫生用品、消毒用品、医用生物材料等）的卫生标准及其监督管理；医疗活动产生的废弃物及其处理的监督管理；与人体生命健康相关产品广告宣传的规范管理等，如《药品注册管理办法》《药品生产质量管理规范》《生物制品批签发管理办法》《保健食品管理办法》《化妆品卫生监督条例》《生活饮用水卫生监督管理办法》《医疗器械注册管理办法》《药品广告审查办法》等。

3.医政管理法律制度　主要包括国家对医疗机构和医护人员有关医疗执业活动、医疗技术应用、医疗质量、血液安全和有关医事纠纷处理的法律制度，如《执业医师法》《医疗机构管理条例》《护士管理办法》《乡村医生从业管理条例》《处方管理办法》《医疗机构病历管理规定》《医疗事故处理条例》等。

除以上外，还包括人口与生殖健康、祖国传统医药管理、卫生资源配置与管理、医疗卫生高科技研究及应用管理等法律制度，如《中医药条例》《大型医用设备配置与使用管理办法》《人类辅助生殖技术管理办法》《人体器官移植条例》《病原微生物实验室生物安全管理条例》等。

（二）卫生法律体系的作用

1.贯彻党的卫生工作方针，确保国家卫生政策的实现。政策是管理国家事务的重要手段，是国家各项活动的指导方针。党中央制定的各项卫生政策，在我国的医药卫生体制改革中起到了重要的指导作用。但是，卫生政策本身缺乏强制性、规范性和稳定性。为使其更好地发挥作用，国家往往将卫生政策法律化，使之成为具有相对稳定性、明确规范性和强制性的法律规范文件，以便于卫生行政主体和司法机关可以依据明确的合法与非法的界限和裁量标准具体操作，实现从“人治”走向“法治”，从而使党和国家的卫生政策通过卫生法律的桥梁作用得以落实和实现。

2.规范卫生活动，保护人体健康。我国现代化建设蒸蒸日上的同时，也出现了诸如工业“三废”、化学农药大量使用、环境污染、食品污染、生产销售假劣药品等严重危害人体健康和生命安全的问题。因此，国家必须通过卫生立法，规范企事业单位、社会团体、医疗卫生机构和公民的行为；通过卫生行政监督执法，依法对违法行为予以惩处，以实现人体生命健康最大限度的保护。同时，自然人、法人和其他组织也可以对照卫生法律规范，判断和约束自己的行为，自觉遵守卫生法律，改变不良卫生习惯，提高生命健康保护意识。

3.促进经济发展，推动医学科学进步。人类社会的发展离不开具有一定体力和脑力的劳动者，而卫生法正是通过其规范和社会作用的发挥，无时无刻不在公共卫生服务、疾病预防控制、健康相关产品管理、医疗管理等诸多领域实现着对人体生命健康的保护，为经济建设提供劳动力资源和智力源泉，从而推动和促进国民经济的快速增长。而在胜任这一艰巨任务的同时，医学科学本身也要进步，卫生法的制定与实施无形中又成为保证和加速医学发展的重要手段。我国颁布了许多卫生法律、法规和规章，使医药卫生事业从行政管理上升为法制管理，从一般技术规范和医德规范提高到法律规范，为医学的进步提供了强有力的支撑。随着当代医学与科学技术的不断渗透融合，卫生法也面临着一系列新的课题，如器官移植、克隆技术、安乐死等，这些都需要法律做出确认和调整。可见，只有通过卫生法律的正确引导和规范，才能真正确保医学维护人类健康的前进方向，其新技术、新成果才能源源不断地造福人类。

4.促进国际卫生交流，加强国际卫生合作。卫生与健康是全球的热门话题。进入21世纪以来，一方面以商品、资本、技术、劳务和信息等在全球范围内自由流动为主要特征的经济全球化进程，使整个世界变成了“地球村”，另一方面伴随着诸如非典、禽流感、新冠，以及长期肆虐的艾滋病、耐药性结核、肝炎传染性疾病等全球性公共卫生事件的发生，卫生与外交的碰撞和交融日益激烈，也催生了全球卫生外交的理念。随着对外开放的不断扩大，我国在国际交往中涉及的卫生事务越来越广泛和复杂，国家框架下的医药卫生双边、多边活动趋于频繁。我国政府也已正式承认《国际卫生条约》，并参与缔结了《麻醉品单一公约》和《精神药物公约》等。这就迫使我国在卫生立法上既要有开放的远见卓识，又必须注意与有关国际条例、公约的协调一致，既要维护国家主权，保障彼此间的权利和义务，又要加强国际卫生交流与合作，为人类的健康做出积极应有的贡献。

第四节　卫生监督

一、卫生监督的概念与意义

（一）概念

卫生监督（health supervision）是指政府有关行政部门依据卫生法律、法规的规定，对个人、法人和组织从事与卫生有关的事项许可，对执行卫生法律规范的情况进行督促检查，并对其行为做出处理的行政执法活动。

（二）作用与意义

我国是社会主义国家，人民是国家的主人，卫生监督既体现了党和国家对人民健康的高度重视和关怀，又保障了人民卫生安全的正当权益和要求。同时卫生监督也是维护法律的尊严，保证法律贯彻实施的一项制度，是促进和保障社会经济发展的重要手段。无论是现在还是将来，其意义无疑都非常深远。

1.保障和提高公众的健康水平　卫生监督是使公共卫生法律、法规的立法目标得以实现的基本保证，在公众的居住、旅行、工作、学习、劳动、生活、娱乐及饮食、医药等各方面发挥着保护者的作用。只有卫生监督工作与其他卫生工作相结合，与国家其他管理工作相结合，使公众生活在安定、安全和卫生的社会中，才能使人们的健康水平得以提高，实现公共卫生立法意图。

2.实施国家职能、打击违法活动　卫生监督作为法律手段之一，已成为政府法制工作中不可缺少的组成部分。在新形势下，卫生监督工作显得尤为重要，卫生监督职能的有效实施，是全面贯彻落实各项卫生措施和各种疾病管理制度的切实保障，特别是对于打击违反卫生法律、法规活动，制止危害人民健康行为的发生有着不可估量的作用。

3.保护国家、团体、个人有关卫生方面的合法权益　随着经济建设的飞速发展，职业卫生问题已日益突出，工业三废、粉尘、噪声、毒物等有毒物质不断增加，使生产环境恶化，直接威胁着从业人员的身体健康。通过卫生监督可以控制和改善生产环境的卫生状况，防止各种有害因素对从业人员的危害，从而达到保护劳动力，促进社会生产的发展和间接地为社会创造物质财富之目的。

4.促进卫生监督制度的自我完善　首先，卫生监督能把法律固定下来的卫生监督机关的各种管理关系加以确认落实，从而促进整个卫生管理系统合理有序、有规律的良好运行，真正做到从“人治”走向“法治”。其次，卫生监督有促进和完善卫生立法的作用。通过卫生监督实践，可以发现已制定的卫生法律、法规某些不够完善的地方或难以操作之处，以利于公共卫生法律、法规的修改和完善，促进卫生立法质量的提高。最后，对促进卫生监督队伍的建设有着重要的作用和意义。通过卫生监督实践可以真实地反馈人员素质方面存在的某些不足，并找出人员配备上的差距，从而在队伍建设上有针对性的补充、加强和提高，进而真正形成精简、效能、统一和高效的卫生监督体系。

5.增强人们法制意识　卫生监督活动的开展，无疑能够促进精神文明建设与发展，提高各级公务人员和人民群众的法制观念，增加依法办事的自觉性，促进公民更好地知法、守法，认真地履行卫生法律、法规所规定的义务，自觉地与违法行为做斗争。特别是通过卫生监督，公民可以直观地懂得卫生法律法规提倡什么、禁止什么、鼓励和反对什么，明确判断是非的标准并指导自身行为，使讲究卫生、保护健康成为公民的自觉行动。

二、卫生监督依据

卫生监督依据（basis of health supervision）是指卫生监督活动借以成立的依据。

1.法律依据　卫生监督法律依据（legislative authority of health supervision），是指卫生监督主体在实施卫生监督、做出卫生监督行为时，应当遵循我国颁布的所有法律规范。

依法行政是行政行为应遵循的基本原则，卫生监督主体在卫生监督过程中，应当遵循我国颁布的所有法律规范。《宪法》第五条规定：要维护社会主义法制的统一和尊严。一切国家机关和武装力量、各政党和各社会团体、各企业事业组织都必须遵守宪法和法律。一切违反宪法和法律的行为，必须予以追究。可见，卫生监督必须依法进行。卫生监督主体所依据的法律主要是我国的卫生法。卫生法是指由国家制定或认可，并由国家强制力保证实施的，在保护人体健康活动中具有普遍约束力的社会规范的总和。

2.技术依据　卫生监督技术依据（technical authority of health supervision），是指卫生监督主体在实施卫生监督中遵照执行的技术法规（technical regulation）。我国技术法规的最主要表现形式：一是法律体系中与产品有关的法律、法规和规章；二是与产品有关的强制性标准、规程和规范。

卫生标准（health standard）属于国家重要的技术法规，在卫生监督技术依据中占有重要地位；是指为实施国家卫生法律法规和有关卫生政策，保护人体健康，在预防医学和临床医学研究与实践的基础上，对涉及人体健康和医疗卫生服务事项制订的各类技术规定。根据《卫生标准管理办法》第四条的规定，对下列事项应制订卫生标准：①食品、化妆品、生活饮用水以及涉及饮用水卫生安全的产品、消毒产品、卫生防护用品，其他各种与健康相关或含有毒有害因素产品的卫生及相关技术要求，上述产品生产、包装、贮存、运输、销售和使用过程中的卫生技术要求。②职业活动、职业病防治的卫生技术要求。③生活环境、工作场所、学校和公共场所的卫生技术要求。④卫生与健康评价的技术规程与方法。⑤卫生信息技术要求。⑥与疾病预防控制有关的卫生技术要求。⑦与医疗卫生服务质量和安全以及医疗机构管理有关的卫生技术要求。⑧与血液的采集、制备、临床应用过程及与血液安全有关的卫生技术要求。⑨与保证卫生技术要求相配套的检测检验方法和评价方法。⑩其他与保护国民健康相关的卫生技术要求。

3.事实依据　卫生监督事实依据是指主体在监督处理做出决定时，不仅要有法律依据、技术标准的依据，而且还必须以事实为基础，收集确实、充分的证据，查明相对人违法事实。卫生监督的证据是指用以证明卫生违法案件真实情况的一切材料和事实，包括物证、书证、视听资料、证人证言、当事人陈述、鉴定结论、勘验笔录和现场笔录。

三、卫生监督行为

卫生监督行为是指卫生监督主体在其法定职权范围内实施卫生监督活动、管理社会卫生事务、行使卫生监督职权的过程中，做出的具有法律意义或法律效力的行为。按照卫生监督的过程，卫生监督行为包括以下两类。

1.预防性卫生监督（preventive health supervision）　是指卫生监督主体依据卫生法律、法规对新建、改建、扩建的建设项目所开展的卫生审查和竣工验收。开展预防性卫生监督旨在使工业企业和食品、化妆品、公共场所、学校、医院及放射性工作场所达到卫生要求，从源头上消除可能对公共卫生秩序、从业人员和人民群众健康损害或伤害的潜在隐患或风险。它是卫生监督主体实施卫生行政许可的前提条件，即对预防性卫生监督不符合要求的申请者不能给予卫生行政许可。

2.经常性卫生监督（regular health supervision）　是指卫生监督主体定期或不定期地对管辖范围内的企事业单位、个人或有关社会组织遵守卫生法律规范的情况进行的日常性监督活动。经常性卫生监督属于事中监督，可以是定期的，也可以是不定期的。

监督的重点是了解卫生许可证、健康证、卫生知识培训证的持有情况，环境卫生、产品质量、污染状况以及有无发生危害生产经营人员及消费者健康的隐患等，以便及时发现问题、查明情况、找出原因，进而采取措施并及时予以纠正。对于查出的严重违法行为，卫生监督主体则代表国家进行行政处罚，对其中触犯刑律的，则提请司法部门依法追究刑事责任。

另外，也可按照卫生监督的行为方式进行如下分类。以受卫生法律、法规和规章拘束的程度，可分为羁束行为（restricted action of health supervision）和自由裁量行为（freely considered action of health supervision）。依据法律所赋予的权利和监督程序的要求，可分为依职权行为（health supervision in accordance with authority）和依申请行为（health supervision in accordance with application）。依据卫生监督是否必须具备一定的法定形式，可分为要式行为（essential action of health supervision）和非要式行为（unessential action of health supervision）。

案例回顾

新冠疫情防控斗争的结果表明，我国能在短期内遏制住疫情蔓延的势头，说明我国公共卫生服务体系、医疗服务体系、医疗保障体系以及重大疫情防控与应急管理体系总体上是有效的，但也存在一些薄弱环节，例如体制机制问题、政策落实问题。只有构建起强大的公共卫生体系，健全预警响应机制，完善卫生立法与监督工作，全面提升防控和救治能力，织密防护网、筑牢筑实隔离墙，才能切实为维护人民健康提供有力保障。

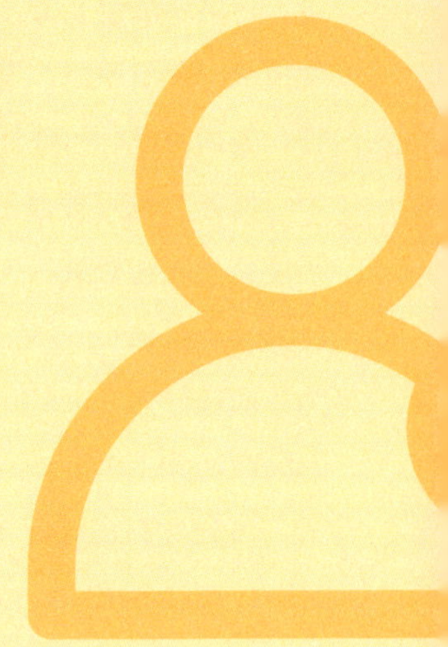

第三章
公共卫生应急管理

章前引言

近20年，全球突发公共卫生事件频发。突发公共卫生事件的妥善处理和应急反应，成为衡量国家和组织治理能力的重要内容之一。严重急性呼吸综合征（severe acute respiratory syndrome，SARS，传染性非典型肺炎，简称非典）后，党中央、国务院为减少突发公共卫生事件对社会经济和人民健康带来的危害，制定了一系列方针政策和法律法规，应急管理工作进入快速发展时期。2019年暴发的新冠疫情，不仅危害大、影响范围广、持续时间长，更对人民生命健康安全构成极大威胁，给政府的应急管理工作带来了巨大挑战。它已经不局限于某国或者一隅之地，而是成为一项全球性挑战。在武汉的新冠救治工作中，以公立医院医务人员为主要力量的346支国家医疗队、4.26万医务人员同湖北省9万医务人员一道，筑起抗击疫情的第一阵线，极大缓解了医疗资源应对压力。

近些年，在政府的有效应对下，经历过的较大的突发公共卫生事件都得到比较妥善的解决，但过程中还是暴露出公共卫生应急管理体系的不足，需要不断发挥各部门之间协调和统筹的作用，构建起适合当前国情和社会发展需要的公共卫生应急管理体制。因此，护士有必要了解突发公共卫生事件的概念、防护策略和应急管理。一旦面临，可明确自身角色和职责，积极参与其中并做出贡献。

学习目标

1. 理解突发公共卫生事件的概念和特点。
2. 识记我国突发公共卫生事件的防护策略。
3. 识记我国突发公共卫生事件的应急管理、处置机制。
4. 学会我国突发公共卫生事件的处置预案体系。

思政目标

帮助学生树立敬畏意识，培养敬畏生命、敬畏医学的理念，学会在应急救援中做到“以人为本”，有文化自信、社会正义、社会责任感，更好地诠释医学职业道德和医学人文精神。

案例导入

何护士，女，32岁，本科学历，儿科急诊护理组长。2021年11月5日下午4时，儿科急诊先后收治5名儿童就诊。家长们表示，下午放学时孩子精神不佳，出现恶心、呕吐、哭闹、发热。经了解，他们均来自本市同一所幼儿园。随后的4小时，该园共计30余名儿童不断被送来急诊，症状相似。询问后，有小朋友表示午睡后吃完点心就不舒服。何护士立刻配合医生完成了洗胃、验血、输液。除此之外，她还需要做些什么工作?

思考题

作为一线护士，需要掌握一定的公共卫生相关知识，有一定的敏锐性。遇到这样的情况，她需要做的工作还有哪些?如何进行信息登记和上报?

第一节　公共卫生应急管理的重要性

一、突发公共卫生事件的定义与分类

（一）定义

突发公共卫生事件（public health emergency）是指突然发生、造成或者可能造成社会公众健康严重损害的重大传染病疫情、群体性不明原因疾病、重大食物和职业中毒及其他严重影响公众健康的事件。该定义强调了事件的突发性和公共卫生属性，且对公众健康的损害影响达到了一定的程度。从发展趋势看，可能对公众健康造成严重影响。

国外文献将突发公共卫生事件定义为会对社会和公共卫生体系造成严重影响和威胁，需要在有限时间内和各种不确定的情况下做出有效决策的突发事件。

（二）分类

1.按突发公共卫生事件的内容，划分为重大传染病疫情和其他突发公共卫生事件。

（1）重大传染病疫情：发生鼠疫、肺炭疽和霍乱暴发；动物间鼠疫、布氏菌病和炭疽等流行；乙类、丙类传染病暴发或多例死亡；发生罕见或已消灭的传染病；发生新发传染病的疑似病例；可能造成严重影响公众健康和社会稳定的传染病疫情以及上级行政部门临时规定的疫情。

（2）其他突发公共卫生事件：中毒人数超过30人或出现1例以上死亡的饮用水、食物中毒事件；短期内发生3人以上或出现1例以上死亡的职业中毒事件；有毒有害化学品、生物毒素等引起的集体性急性中毒事件；有潜在威胁的传染病动物宿主、媒介生物发生异常；医源性感染暴发；药品引起的群体性反应或死亡事件；预防接种引起的群体性反应或死亡事件；严重威胁或危害公众健康的水、环境、食品污染和放射性、有毒有害化学性物质丢失、泄露等事件；群体不明原因疾病；发生生物、化学、核和辐射等恐怖袭击事件；上级卫生行政部门临时规定的其他重大公共卫生事件。

2.根据突发公共卫生事件的性质、危害程度、涉及范围，划分为特别重大（Ⅰ级）、重大（Ⅱ级）、较大（Ⅲ级）和一般（Ⅳ级）四个等级。

（1）特别重大（Ⅰ级）突发公共卫生事件：包括肺鼠疫、肺炭疽在大、中城市发生并有扩散趋势，或肺鼠疫、肺炭疽疫情涉及2个以上省份，并有进一步扩散趋势；发现传染性非典型肺炎、人感染高致病性禽流感病例，并有扩散趋势；群体性不明原因疾病涉及多个省份，并有扩散趋势；新传染病或我国尚未发现的传染病发生或传入，并有扩散趋势，或发现我国已消灭的传染病重新流行；发生高致病性病菌株、毒株、致病因子等丢失事件；周边与我国通航的国家和地区发生特大传染病疫情，并出现输入性病例，严重危及公共卫生安全；国务院卫生行政部门认定的其他特别重大突发公共卫生事件。

（2）重大（Ⅱ级）突发公共卫生事件：在1个县（市）行政区域内，一个平均潜伏期内（6天）发生5例以上肺鼠疫、肺炭疽病例，或者相关联的疫情波及2个以上的县（市）；发生传染性非典型肺炎、人感染高致病性禽流感疑似病例；发生腺鼠疫流行，在1个市（地）行政区内，一个平均潜伏期内（6天）多点连续发病20例以上，或流行范围波及2个以上市（地）；霍乱在1个市（地）行政区内流行，1周内发病30例及以上，或波及2个以上市（地），有扩散趋势；乙类、丙类传染病波及2个以上县（市），1周内发病水平超过前5年同期平均发病水平2倍以上；我国尚未发现的传染病发生或传入，尚未造成扩散；发生群体性不明原因疾病，波及2个以上县（市）；发生重大医源性感染事件；预防接种或群体预防性服药出现人员死亡；境内外隐匿运输、邮寄高致病性生物病原体、生物毒素造成境内人员感染或者死亡，以及省级以上卫生部门认定的其他重大突发公共卫生事件。

（3）较大（Ⅲ级）突发公共卫生事件：发生肺鼠疫、肺炭疽病例，一个平均潜伏期内病例数未超过5例，流行范围在1个县（市）；发生腺鼠疫流行，一个平均潜伏期内连续发病10～19例，或波及2个以上县（市）；霍乱在1周内发病10～29例，或波及2个以上县（市），或市（地）级以上城市的市区首次发生；在1个县（市）行政区域内，乙、丙类传染病1周发病水平超过前5年同期平均发病水平1倍以上；在1个县（市）行政区域内发现群体性不明原因疾病；预防接种或群体预防性服药出现群体心因性反应或不良反应；市（地）级以上卫生部门认定的其他较大突发公共卫生事件。

（4）一般（Ⅳ级）突发公共卫生事件：腺鼠疫在1个县（市）行政区域内发生，一个平均潜伏期内病例数未超过10例；霍乱在1个县（市）行政区域内发生，在1周内发病10例以下；县级及以上卫生部门认定的其他一般突发公共卫生事件。

二、突发公共卫生事件的特点

突发公共卫生事件具有突然发生、难以预测、患者数量多、病情严重、死亡率高、传播速度快、波及范围大、危害性大等特征，可归纳为以下四个特点。

1.突然性　由量变到质变的过程很快，常常难以准确掌握事件发生时间、地点、原因、发展程度及发展趋势等。即使实施了预测，一时难以准确判断，应对难度高。

2.危害性　突发公共卫生事件都会不同程度影响政治局面的稳定，影响经济建设和发展，危害正常的工作和生活秩序。持续时间越长，蔓延越大，造成危害的范围和破坏力也随之增大。2003年SARS疫情，当时波及全国24个省（自治区、直辖市），确诊人数5 327人，死亡349人，全年GDP减少近2个百分点，外贸、旅游、餐饮、教育培训等行业受到重挫。

3.不确定性　突发公共卫生事件发生受很多偶然因素影响，后续发展难以预测，因此应急管理措施需要依靠非程序化决策。事件初期，尚未明确传染源、理清致病机理以及查明传播途径，政府需要在信息与知识欠缺的条件下面向未来决策。由于没有充分的证据作为支撑，不可避免地容易受到质疑。总之，这种不确定性主要表现为某种损害发生概率不确定，损害规模大小不确定，以及是否可以归责于某种原因的不确定。

4.复杂性　事件的发生与自然因素和人为因素密不可分，且两者会叠加影响事件导向。突发公共卫生事件影响的地域往往比较广，种种连锁反应带来的影响会使事件变得更加复杂。

三、突发公共卫生事件的防护策略

（一）国外防护策略

西方国家在突发公共卫生事件的研究多集中于“应急管理”，侧重危机管理。英国著名危机管理学家迈克尔·里杰斯特认为，只要在事前做好防范，就能最大程度上化解危机带来的影响。美国建立了包括“联邦疾病控制与预防系统，地区、州医院应急转变系统，地区城市医疗应急系统”的突发公共卫生事件三级应对体系。在日本，突发公共卫生事件被称为“健康危机”。政府对传统卫生行政机构保健所进行功能、结构等方面的组织创新，使保健所具备日常预防、迅速应对的组织机能，成为地方上突发公共卫生事件应急管理的主体。由此形成属地为主、以点带面、覆盖全国的公共卫生事件应急管理体系，将突发公共卫生事件应急管理有机地纳入了全国范围日常预防保健中。

（二）中国防护策略

1.建立突发公共卫生事件风险预警机制　我国人口众多且流动性大，易导致突发公共卫生事件的流行。风险预警机制主要指通过建立风险评价指标、设置风险等级指数和风险临界值，动态监控突发公共卫生事件的演进趋势，是对抗突发公共卫生事件的第一道防线。提前向医疗、疾控、应急管理等相关部门发出预警信息，以便综合研判突发公共卫生事件的发展态势，提前采取必要的防控措施。新时代，互联网、大数据、云计算、人工智能等新兴前沿科学技术的蓬勃兴起和迅速发展，为突发公共卫生事件的风险预警机制建设提供了强有力的技术支撑，可根据事件波及人员数量、影响范围、临床症状、发展态势等信息进行监测、评级，及时采取防控措施，并第一时间上报全国突发公共卫生事件网络直报系统。

2.引入突发公共卫生事件熔断响应阈值分级　“熔断”一词本意指股票指数涨跌幅度触及预先设定的价格区间时，一种自行暂停交易的保护机制，后来被广泛应用于风险应急管理领域。突发公共卫生事件应急管理过程中，引入熔断机制可以力争做到“治其未发，治其未传”，将其对社会的冲击和影响降到最低，最大程度将突发公共卫生事件防控在萌发初期，以免错过应急防控的黄金阶段。熔断响应阈值是根据事件的诱发原因、发病程度、感染人数、波及范围等关键信息进行统计分析，细化划分风险等级评估和预警区间。在现行公共卫生事件四级应急响应框架下，确定熔断响应阈值，采取对应的防控措施，可避免事件进一步升级。

3.积极完善应急医疗物资储备　应急医疗物资储备是应对、战胜突发公共卫生事件的重要保证。应做到未雨绸缪，宁可备而不用，不可用而不备。2016年，中共中央、国务院印发的《“健康中国2030”规划纲要》指出：“强化短缺药品供应保障和预警，完善药品储备制度和应急供应机制。建设遍及城乡的现代医药流通网络，提高基层和边远地区药品供应保障能力。”

第二节 我国公共卫生应急管理

应急管理是突发事件应对的全过程活动，即政府及相关公共机构在突发事件全生命周期过程中，采取预防与应急准备、监测与预警、应急处置与救援、事后恢复与重建等措施，以控制、减轻和消除事件引起的严重社会危害，保护人民生命财产安全，维护国家安全、公共安全、环境安全和社会秩序。

一、我国突发公共卫生事件管理体制

我国突发公共卫生事件管理遵循“预防为主、统一领导、依法规范、加强管理、协同应对”的原则，建立与完善应急管理网络。一旦事件发生，立刻启动。

1.组织保障　国务院是突发公共卫生事件应急管理工作的最高行政领导机构，下设应急管理办公室，履行值守应急、信息汇总和综合协调职责。一旦出现特别重大的突发公共卫生事件，国务院将及时外派工作指导小组到疫情重灾区指导工作。近年来，在省、市、县层面对应成立了省应急管理厅、市县应急管理局指导应急管理具体工作。

2.制度保障　制度是一种行为规范，是有约束力的标准。制度保障是国家层面的规章制度体系。突发公共卫生事件不确定因素多、管理难度高，必须有应急保障制度支持，才能维持良好的社会秩序。

3.人力保障　突发公共卫生事件处置需要专业的应急救援队伍，医务、消防、公安、疾控工作人员是主要力量，社会组织团体及志愿者是不可缺少的社会力量。医院的医疗救援是突发公共卫生事件处置中的重要环节。

4.财力保障　国家、省、市、县各级政府财政部门在处置突发公共卫生事件过程中提供资金支持，是应急管理保障中不可回避的环节。

5.物资保障　物资包括应急处理所需的通信设备、医疗救护器械和药品、防护物资以及为受灾民众提供衣食住行用等，需服从应急处理指挥部的统一指挥和调配。

二、我国突发公共卫生事件处置运行机制

（一）建立应急管理协调联动机制

突发公共卫生事件的预防、监测、决策与处置、恢复与事后评估，各个环节均要求在政府领导下有序进行，包括依托信息化与大数据等现代化技术实现监测数据共享，健全法律规范体系，明确应急管理主体权责划分。通过联合预案建设，增强地区之间联防、联控能力，有效沟通，促进政府与社会协调联动机制的建设。

（二）充分发挥“条块结合、以块为主”的社区属地化管理

社区在突发公共卫生事件的处置中属于“前哨”位置。社区除了落实政府应急管理决策外，可结合自身环境、风俗习惯、生活方式等因地制宜地制订区域化防控细则；可成立指挥部门，构建基础物资保障系统和监测系统，形成结构化、长久性的防控机制。疫情背景下，保障民生是社区应急工作的重要着力点，也是对社区应急管理能力的检验。

（三）建立“一定三分”救援模式

1.“一定”指风险定性　对突发公共卫生事件进行风险评估，确定事件性质、波及范围、是否需要应急响应、需要多大规模救援，这是启动救援工作的前提。

2.“三分”指响应分级、检测分流、收治分层　响应分级是根据疫情轻重与突发事件预警信息相对应，区分为蓝、黄、橙、红四个等级，分别对应区（地）级、省（市）级、大区级及全国级四个区域的救援力量调配（表3-1）。检测分流是通过检测分诊，把健康人群与感染者、密切接触者区分开，把重症和轻症区分开。传染性疾病暴发疫情中，分类集中隔离最为重要。只要与患者有密切接触，均应进行隔离观察，不能推向院外。收治分层是现场检伤分类后对患者分门别类，第一优先级是重伤员，其次优先中度伤员，延期处置轻伤员，最后处理死亡遗体。应急处置强调首先进行检伤分类，轻重缓急、有条不紊地开展医疗救治，从而提高救援效率。

表3-1　突发公共卫生事件响应分级

颜色等级	危害程度	对应救援力量
红	特别重大（Ⅰ级）	规模极大，后果极其严重，影响超出本省范围，需要动用全省区的力量甚至请求中央政府增援和协助方可控制，其应急处置工作由发生地省级政府统一领导和协调，必要时由国务院统一领导和协调应急处置工作
橙	重大（Ⅱ级）	规模大，后果特别严重，发生在1个市以内或者波及2个市以上，需要动用省区级有关部门力量方可控制
黄	较重（Ⅲ级）	后果严重，影响范围大，发生在1个县以内或是波及2个县以上，超出县政府应对能力，需要动用市级有关部门力量方可控制
蓝	一般（Ⅳ级）	影响局限在基层范围，可被县级政府所控制

（四）推进协同治理和民主参与突发公共卫生事件防控

突发公共卫生事件防控和处置是一场全民参与的战役，需打破各层级政府在空间、时间及

地域上的界限，强化跨部门、跨地域的数据共享和协调合作。现代化信息技术将各方数据进行汇总、分析的同时，也促进了各多元主体参与治理过程，打破部门之间的数据屏障。与此同时，在现代化数据技术的影响下，公众获悉事件的信息方式和渠道由被动接纳转变为主动获取，这极大地提高了民众参与度。

三、我国突发公共卫生事件工作的法制建设

将突发公共卫生事件防控体系嵌入法治框架，是全面建设健康中国、法治中国必须直面的重要问题。立法是构建突发公共卫生事件应急管理体系的有效保障，“立善法于天下，则天下治；立善法于一国，则一国治”，构建突发公共卫生事件应急管理体系必须遵循应急法律法规，做到有法可依、有章可循。2004年，国务院设立卫生应急办公室，负责突发公共卫生事件的统一指挥，使应急体系有了更加明晰的架构。

1.宪法　《中华人民共和国宪法》是公共卫生领域突发事件法律建设的基础，明确规定了不同层次、不同级别的“紧急状态”宣布，医疗卫生事业应履行的职责，公共卫生事件后紧急征用权的行使，后续补偿标准及应对突发公共卫生事件中各主体拥有的权责。

2.法律层面　目前，我国还没有针对突发公共卫生事件单独立法。国家级的应急管理立法有《中华人民共和国安全生产法》《中华人民共和国港口法》《中华人民共和国公路法》《中华人民共和国食品卫生法》《中华人民共和国道路交通安全法》《中华人民共和国矿山安全法》《中华人民共和国传染病防治法》《生产安全事故报告和调查处理条例》《安全生产应急管理条例》《国家突发公共事件总体应急预案》《国家安全生产事故灾难应急预案》等。

其中，《中华人民共和国传染病防治法》于1989年2月21日由第七届全国人民代表大会常务委员会第六次会议通过并实施。于2004年8月修订、12月起施行，共九章、八十条。最新的法定传染病分三类共计40种，分别是甲类2种、乙类27种、丙类11种。甲类传染病需要2小时网络直报，乙类、丙类传染病需24小时网络直报。传染病报告实行属地化管理，首诊负责制。疫情报告是否及时准确，直接影响国家决策是否科学。

2003—2005年，国务院审议通过了《国家突发公共事件总体应急预案》，于2006年1月8日发布并实施。该预案主要依据宪法及有关法律、行政法规制定，分为八个部分，依次为总则、应急组织构成体系和职责分工、突发公共卫生事件预防阶段的监测、预警和报告、突发公共卫生事件的应急反应和应急终止以及恢复阶段善后处理、突发公共卫生事件应急处置过程中的各项保障制度和措施、预案管理、预案更新和附则。该预案是全国应急预案体系的总纲、国家预防和管理各类突发公共事件的规范性指导文件，也成为各级地方政府编制突发公共卫生事件应急管理预案的范式和蓝本。

3.行政法规　为配合法律体系，国务院通过行政立法来强化突发公共卫生事件的应急规定，如《艾滋病防治条例》《重大动物疫情应急条例》《国内交通卫生检疫条例》《突发公共

卫生事件应急条例》等。为有效应对SARS疫情，国务院于2003年5月颁布了《突发公共卫生事件应急条例》，使SARS疫情的应急处置有法可依。该条例共六章、五十四条，具体内容涉及突发公共卫生事件的预防和应急准备、报告和信息发布、应急处理、法律责任等。该条例的出台，进一步完善了突发公共卫生事件应急机制，标志着我国将突发公共卫生事件处理工作纳入法制化轨道。

4.部门规章　国家卫生健康委员会下属的卫生应急办公室根据宪法、法律、行政法规具体要求，在其职权范围内制定部门规章来完善突发公共卫生事件应急法律体系，如《传染病防治法实施办法》《食物中毒事故处理办法》《传染性非典型肺炎防治管理办法》等。事件应对的其他领域、部门也会配合发布相关规章。

5.地方规章、法规　我国幅员辽阔，不同地域面临的地理、经济以及社会发展等情况千差万别，各级地方人民政府因地制宜地制定了一些应对突发公共卫生事件的地方政府规章及地方性法规。

四、我国突发公共卫生事件处置预案体系

突发公共卫生事件处置不仅指事件发生时展现的应急能力，还应包括前期预防、中期减轻和后期恢复的能力。前期预防是指为避免事件的发生，行政主体采取科学、有效的预警监测措施，或者在不能避免突发事件发生时，利用制订的应急预案，采取有效措施。中期减轻指的是事件发生后的响应阶段，行政部门应合理进行人员调度、资源配置，采用科学技术手段分析事态发展动向，采取有效的防控措施，最大程度降低事件带来的不良反应。后期恢复即突发事件风险消除、危机化解后实施的一系列重建工作。

（一）目的与目标

1.建立高效、权威的突发公共卫生事件应急处理机制。

2.有效预防、及时控制和消除突发公共卫生事件的危害。

3.保障公众身体健康和生命安全。

（二）方针与原则

1.方针　2020年第十三届全国人大三次会议湖北代表团审议时，中共中央总书记、国家主席、中央军委主席习近平同志提出了“整体谋划、系统重塑、全面提升”，织牢织密公共卫生防护网的基本方针。

2.原则　统一领导、分级负责、反应及时、措施果断、依靠科学、加强合作。

（三）具体内容

1.预防与应急准备

（1）进一步加强“一案三制”建设，不断提高应对危机和风险的能力。“一案”是指应急预案，“三制”指的是应急体制、应急机制和应急法制。修订应急预案是应急管理体系建设

的首要任务，是指在准备阶段，针对突发事件应该如何去处置而设计应对方案。应急预案应注重实用性，针对不同事件的应急预案类别齐全。事先做好准备，在事件来临时不至于手足无措，并能随着情况变化及时做出调整。应急体制是国家建立统一领导、综合协调、分类管理、分级护理、属地管理为主的应急管理体制。应急机制是指各种制度化、程序化的应急管理方法和措施。应急法制是指制订各级、各类应急预案，形成应急管理体制、机制，并且最终上升为一系列法律、法规和规章，使突发事件应对有章可循、有法可依。

（2）应急处理专业队伍的建设和培训，包括应急演练和专业培训。建设一支训练有素、反应灵敏、敢冲敢拼的应急队伍十分必要。为了进一步提升应急准备能力，需加大救援队伍的日常训练，采取不同的方式模拟实战演习。内容涉及重大医源性感染，水环境突发污染，中毒、生物、化学、核辐射等恐怖袭击事件等。通过各项科目的演练，应急队伍可加深对突发公共卫生事件的认知，熟悉救援步骤，增强处置信心。

（3）成立突发公共卫生事件指挥部。一旦发生突发公共卫生事件，成立指挥部，根据类别建立所需的应急避难所和基础设施，邻近地区做好风险排查和监测工作，把事件置于可控范围之内。

2.监测与预警　将各项防范措施落实、落细，做到“早发现、早报告、早处理”。事件发生时，确保能及时、高效地做出反应，最大化地降低应急管理难度，保障人民生命健康。

（1）允许任何单位或个人向相关部门报告突发公共卫生事件隐患。①报告内容：发生或者可能发生传染病暴发、流行；发生或者发现不明原因的群体性疾病；发生传染病菌种、毒种丢失；发生或者可能发生重大食物和职业中毒事件。②报告流程：尽快、逐级向上级政府报告。突发公共卫生事件监测机构、医疗卫生机构、有关单位2小时内向当地县（区）级卫生行政主管部门报告，具备网络直报条件的直接进行网络直报。接受信息后，卫生行政主管部门立刻进行现场调查，确认发生突发公共卫生事件时，应根据不同的级别，及时组织采取相应措施，并在2小时内向本级政府、上级卫生行政主管部门报告。省政府向卫生部报告，卫生部向国务院报告。

（2）监测与预警分为风险认知、风险研判、预警信息发布三个阶段。尽早发现突发公共卫生事件的风险和征兆，预测可能暴发的时间，为预警后的应急反应获取更多准备时间。反应时间越充足，带来的损害就越小。在预警形成的过程中，对信息监测、收集、获取、处理评估过程要严格、准确。一旦出现较大的偏差，就会导致预警不准确，甚至造成负面效果。而且，突发公共卫生事件预警发布不是一次简单的预报警告，常需要处于持续监测状态，并随时都可能再次发出警报信息。

（3）监测与预警内容：监测对象和指标、信息收集来源、信息传递路径、信息分析评估方法、预测研判方法、预警分级标准、预警信息发布形式等。预警信息涉及临床医学、公共卫生、应急管理、法律等多学科，需具备及时性、准确性和科学性。

（4）县级以上各级人民政府及其卫生行政部门是预警主体，应努力实现监测制度和预警制度的无缝对接。

3.应急处置与救援

（1）内容涉及应急救援、应急物资运输、信息发布、社会协同等，主要涵盖应急指挥机制和应急联动机制。

（2）处置与救援原则：接到救援指令后，救治组应及时赶赴现场，并根据现场情况全力开展医疗卫生救援工作。在实施过程中，要注重自我防护，确保安全。

（3）职责分工：①政府：建立指挥部，负责领导、指挥、督察、指导应急救援工作，负责人员疏散、疫情地区封锁、人员、食物、水源地管理控制等。政府应坚持好“条块结合、属地为主、分类管理、分级负责”的原则。②各级卫生行政部门：负责现场调查、采样取证、处置、控制评价等工作。③医疗机构：对致病（伤、残）人员提供医疗救护和现场救援，采取卫生防护措施，防止交叉感染和污染。收治传染病患者、疑似传染病患者，并依法报告。对传染病做到早发现、早报告、早隔离、早治疗，切断传播途径，防止扩散。承担责任范围内突发公共卫生事件和传染病疫情监测信息报告任务，与卫生监测机构、科研机构进行配合、协作和相关科学研究工作。④公安、交通等其他相关部门：应服从统一指挥，结合各自职能参与应急处理，保证物资供应和运送及时。⑤社区居民委员会：开展社区宣传教育，配合完成信息收集、人员分散和隔离，团结群众，做好群防群治。⑥个人：所有民众必须服从突发事件应急处理统一指挥，配合相关的预防控制措施如调查、采样、分析、检验等，任何单位和个人不得以任何理由予以拒绝，否则由公安机关协助强制执行。

4.事后恢复与重建

（1）突发公共卫生事件得到有效控制后，相关部门进行评估，防止次生灾害进一步发生，尽快恢复生产、生活和社会秩序。

（2）完善应急管理工作在应对突发公共卫生事件时暴露出的短板。

（3）对应急管理过程中有失职、渎职等行为的相关责任人、机构、单位等进行问责，对突发公共卫生事件进行全面反思，弥补现有应急管理制度的不足。

（4）不断总结，借鉴应急管理工作的成功经验，提升突发公共卫生事件的应对能力。

第三节　我国公共卫生应急管理工作发展方向

第一，进一步建立区域突发公共卫生事件协同服务体系。

公共卫生应急管理工作中，单凭某家医院、某个部门是无法扭转局面的。公立医院要深切背负公共卫生的责任，提高诊疗能力和内部综合应急反应力。同时，在政府支持下，积极参与构建突发应急救援基地，与区域内其他机构和组织展开跨部门配合，组建机动应急队伍。开展义诊巡诊、强化应急培训，有效提高应对突发公共卫生事件的能力，织牢国家公共卫生防护网。

第二，精准防控，提高应急处置前瞻性。

精准防控是应对散发病例和未来新发公共卫生事件的重要举措，不仅要及时判断风险来源、迅速切断疫情传播途径，还要避免过度防疫造成的不利影响，努力找到疫情防控与社会经济之间的平衡。这些取决于对大量数据资源的挖掘、整合和信息推送。充分挖掘大数据、云计算、人工智能等新兴技术科技潜力，以便精准及快速地预测事件的发生。

第三，加强社区健康教育，提升民众科普知识水平。

健康教育是突发公共卫生事件应急处理体系不可或缺的一部分，借助各种形式向民众推送科普健康知识，投入小、产出高。例如，新冠疫情期间要坚持“三件套”“五还要”。如果每个家庭、每个人都懂得这个科学道理，执行起来就会更顺畅。我国民众相对缺乏应对突发公共卫生事件的知识，心理承受能力较弱。疫情防控过程中，也曾出现有人为逃避医学隔离而隐瞒行程史，反映了公共卫生防控和法制意识还有待提高。加强社区健康教育，让公众更易于获取、接收和理解科学专业的公共卫生和健康信息，从而改变自身错误观念和不恰当行为，也可进一步缓解紧张心理，维护社会稳定。

第四，深化公共卫生教育，培养专业人才队伍。

习近平总书记指出：“预防是最经济、最有效的健康策略。”要不断加强公共卫生队伍建设，健全执业人员培养、准入、使用、待遇保障、考核评价和激励机制。医护人员是应对突发公共卫生事件和提高诊疗救治能力的核心力量，需进一步建立、健全医护人才储备制度，增加医护人才持续供给，才能为突发公共卫生事件应急处置提供专业保障。针对应急能力不足的问题，应探索建立应急型公共人才培养的特色课程体系，进行公共卫生与预防医学专业实习，举办公共卫生应急演练演习等。

案例回顾

一线医护人员要掌握突发公共卫生事件的定义、范围，初步判定事件的类别和性质后立刻报告科室主任、护士长和医院总值班。报告内容包括：事件名称，发生地点、时间、人数，主要的症状、体征及实验室检查，可能的原因，目前已经采取的措施、结果等。

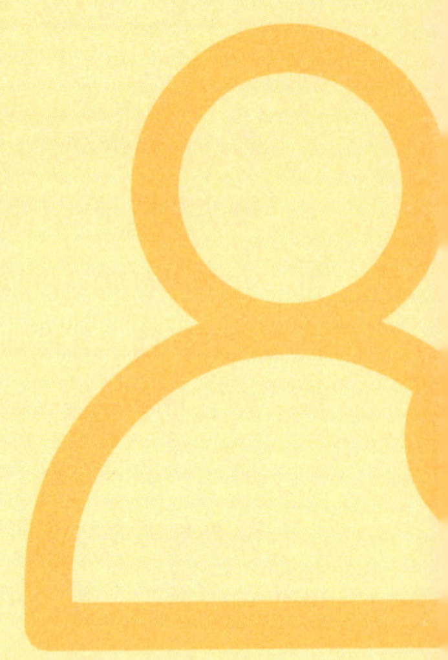

第四章
公共卫生事件应对

章前引言

重大传染病等突发公共卫生事件始终是人类健康的大敌，一部人类发展史可以说是与传染病斗争的历史。无论是14世纪中叶的“黑死病”、1918年的“大流感”，还是21世纪初的“非典”，都让人类付出了惨痛的代价。2019年，新冠疫情再次敲响了警钟。党的十九届五中全会审议通过的《中共中央关于制定国民经济和社会发展第十四个五年规划和二〇三五年远景目标的建议》，提出“提高应对突发公共卫生事件能力”的重大任务：强调加强核心能力建设是提高应对突发公共卫生事件能力的重中之重，包括指挥调度能力、监测预警能力、预防控制能力、应急救治能力和物资保障能力；准确把握“十四五”时期提高应对突发公共卫生事件能力的重点工作，包括健全应急响应机制、完善疾控体系、健全医疗救治体系、健全科技支撑体系、健全医疗物资保障体系、加强人才队伍建设、强化法治保障。

医务人员是应对突发公共卫生事件的主体，护士在突发公共卫生事件应对中发挥着极其重要的作用。本章将介绍国内外公共卫生事件应对的组织与管理，公共卫生事件各阶段的应对工作与护理在其中发挥的作用，以及公共卫生事件应急救援预案等相关内容，旨在提高护理人员应对公共卫生事件的知识储备和能力水平。

学习目标

1. 识记我国突发公共卫生事件医学救援的组织体系。
2. 理解公共卫生事件应对关键环节的主要内容。
3. 学会突发公共卫生事件现场调查的基本步骤和应急处置措施。
4. 理解并学会护理在公共卫生实践中的作用。
5. 了解公共卫生应急预案的编制与演练。

思政目标

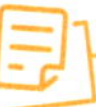

培养良好的职业价值感及爱岗敬业精神，能以专业精湛的公共卫生知识和技能，以及协同合作的团队精神，参与突发公共卫生事件的应对。

案例导入

1976年9月19日，非洲某地区卫生官员电话报告当地卫生部：一起异常的致死性疾病正在流行。9月初开始，该地一家教会医院的17例患者出现一种以发热、血性呕吐、血便、腹痛并迅速发展致死为特征的疾病。官员报告，这种疾病又在医院其他16名医护人员及沿着通往该医院的公路旁居民中发生。该地区主要为热带雨林地区，大约有275 000人生活在这里，几乎每个小村庄人口都少于500人。居民大多为猎人，与多种野生动物接触。痢疾、疟疾、丝虫病、麻疹、阿米巴、肺炎、结核和甲状腺肿是该地区常见地方病。

思考题

对于上述突发公共卫生事件，在应对行动前，还要电话（或以其他形式）询问哪些问题？如何做好该突发公共卫生事件的应对？

第一节　公共卫生事件应对的组织与管理

突发公共卫生事件具有不可预见性、突然暴发、起因多样、迅速蔓延、破坏性强、造成的伤患数量多且伤情复杂进展迅速和救治难度大等特点，积极有效的应对需要具备较高的组织与管理能力，协调多学科间的合作，织紧织密“防护网”、筑牢筑实“隔离墙”，才能切实维护人民群众生命安全和身体健康。

一、国外公共卫生事件应对的组织与管理

完善的组织与管理对于有效应对突发公共卫生事件、保障人民群众生命健康安全乃至国家安全和社会稳定均具有重要意义。其中，以疾病预防控制中心为主体的疾病预防控制体系是各国突发公共卫生事件应急处置的核心。以下选取三个国家逐一介绍：美国经过长期实践积累，形成了较为完善的公共卫生事件应急处置体系；自然灾害频发的邻国日本，其危机管理体系也相对成熟；印度与我国同为发展中的人口大国，其经验也有参考价值。

（一）美国突发公共卫生应急处置体系

1.应对组织体系　美国的突发公共卫生事件应急处置组织体系以联邦、地区/州、地方/县市三级政府管理为主导，同时将公共卫生系统与其他系统（如突发事件管理系统、执法部门、医疗服务系统、第一响应人系统等）相互串联和协作。“9·11”事件和炭疽威胁后，美国建立了新的突发公共卫生危机事件三级应对体系：①（联邦）疾病控制预防中心（Center for Disease Control and Prevention，CDC），是突发公共卫生事件危机管理的核心机构和协调中心，也是具体决策和执行机构，隶属国家卫生部；CDC及其下属的国家传染病中心主要职能包括制订全国性的疾病控制和预防战略、疾病监测、流行病控制、大规模防疫、卫生资源整合调配、研究与实验等。②地区/州医院应急准备系统，主要职能包括药物供给、实施治疗、沟通系统、检疫与隔离、医疗人员培训、医院间协调等。③地方/县市医疗应对系统，主要职能包括药物储存与使用、早期预警和报告、突发事件应对与协调管理、沟通机制、医护管理、受害者/伤员转移、培训计划等。

2.管理运作机制　对于一般突发事件，国土安全部具有主要的领导作用，负责协调联邦各机构应对突发公共卫生事件；重大突发事件基于严重程度由总统直接宣布进入危机状态，并启动“联邦反应计划”，此时联邦应急管理局便成为一切应急工作的协调机构，所有的信息来源都汇入这一机构。无论在哪种决策模式下，以CDC为主的三级应对体系负责应急工作的具体执行。

（1）三级应对系统的协作：从三级系统功能协作角度讲，CDC负责全国范围内的疾病监测并定期予以发布。医院应急准备系统的各家医院通过网络与CDC实时联系，医院将具体疾病信息传输给CDC。地方的城市医疗应对系统则主要与地方医院和卫生机构等协调互动。

（2）各机构和系统间协作：从三级政府管理体制角度讲，联邦政府层面，国防部、联邦卫生部、联邦调查局、联邦环境保护局、联邦应急管理局和联邦能源部均参与危机应对体系的建立，以确保该体系强有力的指挥功能；地方政府层面，根据联邦卫生部的要求，各州需成立突发事件应急委员会，建立战略管理、综合协调及系统评估机制以应对各类突发事件。

（3）危机应对的国际协作：美国CDC在紧急事件运作中心成立了由医学专家、微生物学家、流行病学家和有处理国际事件和传染疾病经验的公共卫生官员等专业人员组成的国际联合小组，负责危机情态的国际交流；同时，就重大疾病的控制、流行趋势、病原学检测等向各国提供不同程度的技术或信息支持。

（二）日本突发公共卫生应急处置体系

1.应对组织体系　日本的突发公共卫生事件应急组织体系是在国家危机管理体系的基础上建立的。目前，日本已形成中央、都道府县、市町村三级纵向突发公共卫生事件应急管理行政机构，建立了国家和地方突发卫生事件应急管理系统。国家突发公共卫生事件应急管理系统包括检疫所、国立大学医学系和附属医院、国立医院、国立疗养所、国立研究所；地方卫生应急管理系统包括都道府县（东京都、北海道、大阪府和京都府43个县，其行政级别类似我国的省级）的卫生健康局、卫生试验所、保健所、县立医院，以及市村町（类似于我国的县级）的保健中心，这就是日本卫生应急管理组织体系中的“三级政府与两大系统”。

2.管理运作机制　日本以应急法律体系为指导，依托相关的卫生应急组织机构，通过资源保障体系、信息管理体系以及健康教育体系共同形成的多系统、多层次和多部门的协作机制。国家和地方层面的应急系统通过纵向行业系统管理和分地区管理的衔接，形成全国的突发公共卫生事件应急管理网络。

（1）国家层面应急管理运作机制：厚生劳动省是日本国家卫生应急管理体系的中心机构，主要组成部门有医疗局、健康局、劳动卫生局和医药食品局，这些机构负责制订公共卫生应急指南，地方厚生（支）局负责实施。检疫所、国立大学附属医院、国立医院、国立疗养所、国立研究所等机构，在卫生应急管理中主要负责检测、信息搜集、病毒研究、技术支持以及应急方案的执行。一旦发生突发公共卫生事件，厚生劳动省在获得厚生大臣的批准之后，立即设立卫生应急对策本部来协调应急应对工作。

（2）地方层面应急管理运作机制：在日本地方公共卫生应急管理体系中，保健所是其一大特色。保健所是应对辖区内突发公共卫生事件的“据点”，设立在各都道府县，主要承担属地医疗保健、传染病预防、信息动态统计、监督食品营养与食品卫生、维护属地公共卫生安全等服务职责。保健所需定期到辖区内的居民住所、大中专院校、中小学等地，进行卫生信息搜集、疾病预防通知的发布，公共卫生安全教育等工作。地方突发公共卫生事件发生后，所在区域保健所所长是第一责任人，保健所承担属地区域内的监测与处置工作。同时，保健所所长应与厚生劳动省主管部局负责人在事发地共同组建应急指挥中心，并在厚生劳动省的直接领导下开展工作。

（3）其他应急管理运作机制：日本突发公共卫生应急处置系统也与消防急救、警察、医师会、医疗机构协会、通信、铁道、电力、煤气、供水等各个社会功能系统建立了预定的配合机制。

（三）印度突发公共卫生应急处置体系

1.应对组织体系　印度是世界上洪水、地震等自然灾害最严重的国家之一，其突发公共卫生事件处置体系依托于其抗灾应急管理体系。印度的管理体制分为国家、邦、县和区，四级政府均设置统一的灾害管理机构，以邦为核心，中央主要负责协调资源等支持工作。在重大危机时，组织管理、营救、赈灾、防疫、安置措施等工作都以邦为管理核心；而财政资源支持、交通运输、物资跨境调运以及灾情警报等工作则由中央政府进行支援；县、区级的灾害管理机构是危机管理的具体实施者。

2.管理运作机制

（1）共同的战略支撑：基于统一协调的原则，印度政府制定了《全国危机管理框架》，作为有关单位和利益相关方采取行动的战略支撑，政府各部、各邦政府和中央直辖区政府均要按照这一框架制订各自的危机管理计划。这一框架明确规定了国家、邦和县级机构职能，内容涉及危机管理的指导方针、基本制度、机制体制、预防战略、预警系统、灾难减除准备及反应和危机应对人力资源开发等方面。

（2）全天候的危机应对中心：各级政府主管部门基本都设置指挥中心，指挥中心一旦得到危机报告即进入启动状态。中心由一名高级官员主持，危机期间，工作人员昼夜值班。指挥中心拥有充足的通信设备，确保与危机暴发地、相关的邦政府、各部、中央政府特别是内阁秘书处指挥中心之间的联系。

（3）周期更新的应急计划：为确保救灾行动的及时启动，印度政府制定了《国家突发事件应急行动计划》，并周期性地更新，该计划明确了自然灾难后中央各部局所需采取的具体行动计划。中央政府危机管理的协调通过主管部和辅助部进行，主管部负责采取各种行动应对危机。当危机需要多个部门采取行动时，主管部的秘书协调所有辅助部的行动。每一个主管部都制订了详细的突发事件应急预案以应对其职责范围内的危机事件，并将预案发给危机管理小组和各个辅助部门。

二、我国公共卫生事件应对的组织与管理

（一）我国突发公共卫生事件应急救援体系的发展历程

1.政府主导管理阶段　我国卫生行政部门首次对突发事件应急医学救援工作提出系统化的管理要求是从1995年国家卫生部印发《灾害事故医疗救援工作管理办法》开始，此办法首次从组织、灾情报告、现场医疗救护、伤病员后送、部门协调、人员培训等方面对灾害事故的医疗救援工作实行规范管理。

2.法制化阶段　严重急性呼吸综合征（SARS）疫情是我国突发公共卫生事件应急救援体系建设发展历程的一个转折点。2003年SARS疫情暴发之前，我国实行的是政府主导管理模式；SARS疫情之后，我国开始立法并建立了统一指挥的突发公共卫生事件应急救援体系。为有效应对SARS疫情，国务院于2003年5月颁布了《突发公共卫生事件应急条例》，使SARS疫情的应急处置有法可依。2004年，国务院设立了卫生应急办公室，负责突发公共卫生事件的统一指挥，使突发公共卫生事件的应急体系有了更加明晰的架构。同时，确立了我国处置突发公共卫生事件遵循的原则：一是依法规范管理，保证快速反应；二是中央统一指挥，地方分级负责；三是完善监测体系，加强预警能力；四是完善基础条件，持续保障运行；五是建立有效的检测系统、信息报告和多渠道的交流合作机制。随后，国务院又于2006年发布了《国家突发公共事件总体应急预案》，以及《国家重大食品安全事故应急预案》《国家突发重大动物疫情应急预案》《国家突发公共事件医疗卫生救援应急预案》《国家突发公共卫生事件应急预案》。我国应急医学救援工作也得以更加规范化地开展。

3.迭代升级发展阶段　近年来，为适应SARS、甲型流感病毒（H1N1）、COVID-19等突发公共卫生事件多发、频发的形势变化，国家卫生健康委员会、国家民政部、国家地震局、原解放军总后勤部卫生部等相关部门加速迭代升级相关制度和机制，将全国划分为东北、西北、华北、华东、华中、华南、西南共七大应急救援区域，按区域规划建设国家、省、市三级卫生应急队伍体系。军队也建立了专业救援队伍。在加强突发公共卫生事件应急医学救援体系建设的同时，国家也不断加强了突发公共卫生事件应急医学救援能力建设，包括后勤保障、协调机制建设等一系列配套机制安排。在COVID-19重大疫情处置中，中国为世界应急处置贡献了“中国速度”“中国模式”“中国经验”，我国突发公共卫生事件应急医学救援体系和救援能力建设又迈上了一个新台阶。

（二）我国突发公共卫生事件医学救援的组织体系

1.医疗卫生救援领导小组　国务院卫生行政部门成立突发公共事件医疗卫生救援领导小组，领导、组织、协调、部署特别重大突发公共事件的医疗卫生救援工作。国务院卫生行政部门卫生应急办公室负责日常工作。省、市（地）、县级卫生行政部门成立相应的突发公共事件医疗卫生救援领导小组，领导本行政区域内突发公共事件医疗卫生救援工作，承担各类突发公共事件医疗卫生救援的组织、协调任务，并成立机构负责日常工作。

2.医疗卫生救援专家组　各级卫生行政部门应组建专家组，对突发公共事件医疗卫生救援工作提供咨询建议、技术指导和支持。

3.医疗卫生救援机构　各级各类医疗机构承担突发公共事件的医疗卫生救援任务。其中，各级医疗急救中心（站）、化学重度和核辐射事故应急医疗救治专业机构承担突发公共事件现场医疗卫生救援和伤员转送；各级疾病预防控制机构和卫生监督机构根据各自职能，做好突发公共事件中的疾病预防控制和卫生监督工作。

4.现场医疗卫生救援指挥部　各级卫生行政部门根据实际工作需要在突发公共事件现场设

立现场医疗卫生救援指挥部，统一指挥、协调现场医疗卫生救援工作。

（三）我国突发公共卫生事件医学救援的组织管理

1.国家卫生应急救援队伍的组建　国家卫生应急救援队伍，是指由国务院卫生行政部门建设与管理，参与特别重大及其他需要响应的突发事件现场卫生应急处置的专业医疗卫生救援队伍。我国自2010年启动“国家卫生应急队伍建设项目”，中央和地方财政累计投入近5亿元，按照“区域规划、分类建设、授牌管理”的思路，在全国建设了紧急医学救援、突发急性传染病防控、突发中毒事件处置、核辐射突发事件卫生应急4类37支国家卫生应急队伍。

国家卫生应急救援队由应急管理、专业技术和应急保障等专业人员组成，主要承担项目所在省份、地区和全国卫生应急救援工作及突发事件医疗处置，同时还肩负着国际医疗卫生救援任务。突发公共卫生事件发生前的队员培训由项目挂靠单位组织实施，主要达到锻炼体能、熟练救援技术和探索医学救援模式的目的。

2.方舱医院的工作模式　方舱医院是以医疗方舱为载体，医疗与医技保障功能综合集成的可快速部署的成套野外移动医疗平台，是一种模块化卫生装备，具有紧急救治、外科处置、临床检验等多方面功能。方舱医院是应用“整装卸”理念设计的现代化机动医疗系统，由医疗功能单元、病房单元和技术保障单元三部分构成，一般由100人组成，主要承担重大灾害救援、应急支援保障、巡回医疗服务，以及武警区域卫勤力量基地化培训等任务；展开后救治能力相当于二级甲等医院，要求接到出队命令后24小时内出队，可独立保障、展开医疗救援6个月。2020年2月，武汉全面着手将会展中心、体育场馆等改造为“方舱医院”，集中收治感染新冠的轻症患者。在疫情的关键时期，建设“方舱医院”被认为是关键之举，可以有效缓解武汉医疗资源紧张，解决轻症患者的收治难题。

3.医疗机构的应对组织　医疗机构是突发公共卫生事件应急处理的专业技术机构，应结合本单位职责开展专业技术人员处理突发公共卫生事件能力的培训，提高快速应对能力和技术水平，在发生突发公共卫生事件时，要服从卫生行政部门的统一指挥和安排，开展应急处理工作，包括：①开展患者接诊、收治和转运工作，实行重症和普通患者分开管理，对疑似患者及时排除或确诊。②协助疾控机构人员开展标本的采集、流行病学调查工作。③做好医院内现场控制、消毒隔离、个人防护、医疗垃圾和污水处理工作，防止院内交叉感染和污染。④做好传染病和中毒患者的报告，对因突发公共卫生事件而引起身体伤害的患者，任何医疗机构不得拒绝接诊。⑤对群体性不明原因疾病和新发传染病做好病例分析与总结，积累诊断治疗的经验；重大中毒事件，按照现场救援、患者转运、后续治疗相结合的原则进行处置。⑥开展科研与国际交流，开展与突发事件相关的诊断试剂、药品、防护用品等方面的研究；开展国际合作，加快病源查寻和病因诊断。

第二节　公共卫生事件应对

自SARS之后，我国的公共卫生应急体系从无到有，从初创到逐步完善，特别是在抗击新冠疫情期间得到了进一步升级与优化，目前在有效防范、及时应对各类突发公共卫生事件中发挥了越来越重要的作用。根据突发公共卫生事件发生与发展进程，结合灾害生命周期理论，拟将公共卫生事件的应对分为预防与准备、监测与预警、现场调查与应急处置、事后恢复与重建等四个关键环节。

一、公共卫生事件的预防与准备

1.健全应急管理机制建设　加强“一案三制”建设，建立健全应急预案、应急管理体制、应急管理机制和应急管理法制。建立突发公共卫生事件应急管理工作的组织指挥体系，明确职责及预防与预警机制、处置程序、应急保障措施以及事后恢复与重建措施等。建立健全各级卫生行政部门与农林、气象、水利、地震等多部门的信息通报交流等协调机制，构建信息交流平台，报告实行归口管理。

2.应急预案制订与修订管理　在公共卫生事件发生前进行风险评估，通过比较合理的卫生学和流行病学研究方法，定性或定量预测某一地区未来公共卫生事件发生的强度、分布情况和可能造成的人员伤亡，环境卫生和公共设施卫生状况破坏程度以及次生灾难，并对减灾措施原则的效益进行评估。依据相关规定，结合实际情况，制订本地区突发公共卫生事件的应急预案，并根据实际需要和情势变化，适时修订应急预案。

3.应急队伍建设与管理　定期组织承担卫生应急处置职责的队伍进行培训和演练，推广最新知识和先进技术，不断提高卫生应急处置能力。卫生行政部门积极建立并更新公共卫生专家库，做好人才储备，保障公共卫生事件发生时的技术支持。系统推进监测、预警、风险评估及实验室检测能力建设，通过演练、培训等方式提高现场处置能力。加强专业应急救援队伍与非专业应急救援队伍的合作，联合培训、联合演练，提高合成应急、协同应急的能力。

4.物资储备和管理　卫生行政部门整合本地卫生资源，一旦突发公共卫生事件，能迅速扩大应急救治能力。各卫生部门落实各项防范措施，做好人员、技术、物资和设备的应急储备工作，如防护用品、疫苗、药物等，定期检测、维护卫生应急救援设备和设施，并对可能出现的因突发公共事件导致生活能源中断而严重影响医疗卫生服务的情况提前采取防范措施。

5.公众健康教育　各级卫生部门要根据本地区公共卫生时间发生特点与工作实际，加强公众健康教育，利用多媒体开展应急知识的宣传普及，开展必要的应急演练，增强公众对突发公共卫生事件应对的认知，提高公众的自我防病和自我保护能力。

二、公共卫生事件的监测与预警

（一）公共卫生事件的监测

公共卫生监测的目的和意义在于，对疾病或事件的长期变动趋势、自然史、发生规模、强度、分布特征和传播范围等进行定量或定性描述，确定当前或今后一段时期的主要公共卫生问题；通过监测，早期发现异常变化情况，识别疾病的流行和暴发，或发现新发传染病，及时向卫生机构发出预警，确定优先采取的特异性预防控制措施；监测病原微生物的型别、毒力、耐药性及其变异情况，监测人群免疫水平，分析研判疾病或病原体的传播是否被阻断，预测事件的发展趋势，估计未来的卫生服务需求；由于监测是连续、系统地进行观察，因此在评价公共卫生干预策略和措施的效果时，疾病的变化趋势能够提供最直接和最可靠的依据。

1.监测的种类

（1）基于指标的监测：①传染病监测，在我国领土范围内凡发现有法定传染病病例发生和死亡，所有责任报告人都应向当地疾病预防控制机构报告。监测内容包括：人口学特征；传染病发病、死亡及其人、时、地方面的动态分布特征，疫情的变动趋势；人群免疫水平；动物宿主、媒介昆虫的种类、分布、季节消长及病原体携带状况等；病原体的型别、毒力、变异、耐药情况；水源、食品等外环境病原体监测；相关危险因素、行为学监测；防控措施及效果评价；专题流行病学调查。②症状监测，指通过长期、连续、系统地收集特定临床症候群或疾病相关现象的发生频率，从而对某类疾病的发生或流行进行早期探查、预警和做出快速反应的监测方法。常用的症状监测有流感症状监测、发热监测、胃肠道症状（腹泻）监测等；与疾病有关的现象包括门诊就医情况、药店非处方药和医疗相关用品销售量、学生或职工的缺勤率等。③行为及行为危险因素监测，针对公共卫生事件原因的监测，适用于传染病，往往是为了探索病因线索。④其他监测，包括环境监测、营养和食品安全监测、学校卫生监测、药物不良反应监测、婴儿和孕产妇死亡监测等。

（2）基于事件的监测：①各类疾病与公共卫生监测信息系统。通过这些常规的监测活动，对已知和未知的疾病或健康危险因素在一定范围、一定事件、一定人群内发现异常情况或聚集性情况进行收集，当达到突发公共卫生事件预警指标时进行报告，比如上报至传染病报告信息管理系统。该类报告信息占我国突发公共卫生事件报告的60%以上。②行政部门领导请示与部门信息交流。通过行政渠道报告各地发现的突发公共卫生事件，通常由基层部门直报到最高行政部门或其他部门，然后通过领导批示的方式逐级反馈到卫生行政部门。③社会举报。通过卫生监测部门设立的报告专线或举报电话报告的突发公共卫生事件。该类信息主要来源于大众，因此需要专业机构进行报告事件识别，确认后方能正式进行报告。④媒体检索。该类报告事件属于媒体对“社会举报”信息进行主动采访调查的结果报道，也需要专业机构对其进一步识别、确认后方能正式进行报告。⑤国际通报。该类突发公共卫生事件信息主要来源于世界卫生组织。

2.我国传染病报告信息管理系统

（1）组织机构职责：遵循分级负责、属地管理的原则，卫生健康行政部门负责传染病信息报告工作的管理；疾病预防控制机构负责传染病信息报告工作的业务指导和技术支持；卫生监督机构配合卫生计生行政部门开展对传染病报告管理工作的监督检查，对不履行职责的单位或个人依法进行查处；医疗机构执行首诊负责制，依法依规及时报告法定传染病，负责传染病信息报告管理要求的落实；采供血机构对献血人员进行登记，对艾滋病检测结果为阳性病例者以确诊病例进行网络报告。

（2）传染病信息报告：各级各类医疗卫生机构为责任报告单位，其执行职务的人员和乡村医生、个体开业医生均为责任疫情报告人。报告病种包括法定传染病（分甲、乙、丙三类共40种）、其他传染病、不明原因肺炎病例和不明原因死亡病例等重点监测病例。需要填报《传染病报告卡》和病例分类与分型（疑似病例、临床诊断病例、确诊病例、病原携带者）。传染病报告实行属地化管理，首诊负责制；传染病报告卡由首诊医生或其他执行职务的人员负责填写；现场调查时发现的传染病，由属地医疗机构诊断并报告；传染病报告流程示意图见图4-1。关于报告时限，当责任报告单位和责任疫情报告人发现甲类传染病和乙类传染病中按照甲类管理的确诊/疑似患者（如肺炭疽、新冠等），或发现其他新型传染病和不明原因疾病暴发时，应于2小时内完成网络报告或数据交换；对其他乙、丙类传染病患者、疑似患者和规定报告的传染病病原携带者，在诊断后应于24小时内完成网络报告或数据报告。

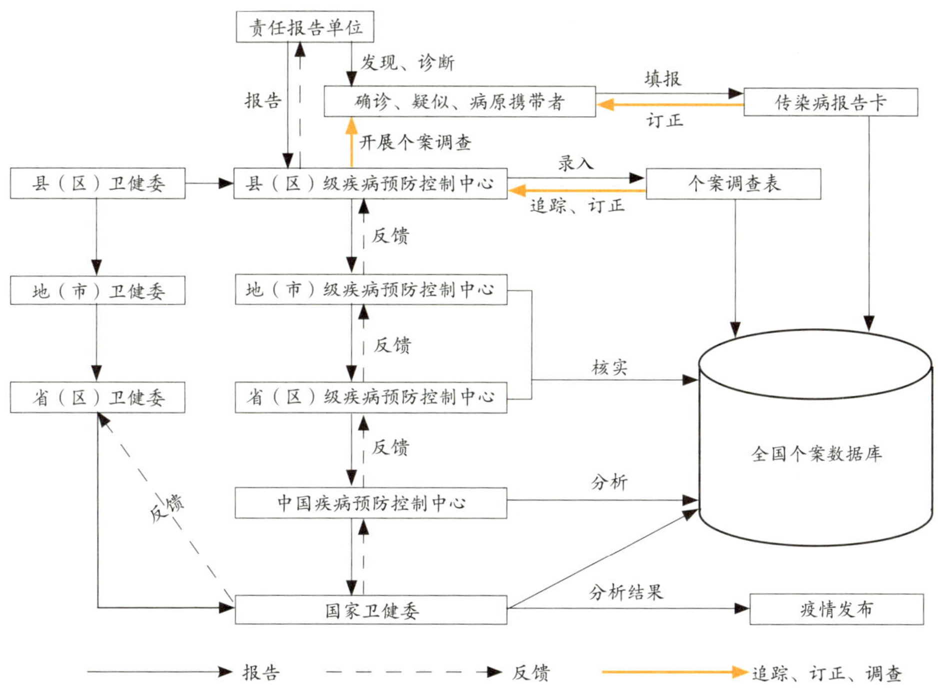

图4-1 传染病报告流程示意图

（3）报告数据管理：包括审核、订正、补报、查重，确保信息准确无误。

（4）传染病疫情分析与利用：对所收集的病例数据，运用恰当的流行病学和统计学方法，描述传染病在人群中的分布特点、发展情况及其影响因素，评估疾病防控措施效果；常用指标包括发病率、死亡率、报告率、新生儿发病率、发病率上升/下降百分比。疫情分析要及时发送、反馈给相关机构和人员，用于传染病预防控制策略和措施的制订、调整和评价。

（5）资料保存：各级各类医疗卫生机构的《传染病报告卡》及传染病报告记录保存3年；具备电子签名和时间戳的电子传染病报告卡、电子交换文档应做好备份，保存时间至少与纸质报告卡保持一致。

（6）信息系统安全管理：各级各类医疗卫生机构必须使用专网或与互联网安全隔离的虚拟专网进行网络报告；信息报告系统的用户与权限管理根据信息安全三级等级保护要求，建立分级电子认证服务体系；传染病信息的对外发布按照有关规定和要求执行。

（7）考核与评估：对于传染病信息报告工作，各级卫生行政部门定期组织督导检查，对发现的问题予以通报并责令限期改正；各级疾病预防控制机构制订考核方案，定期对辖区内医疗机构进行指导与考核；各级各类医疗机构应将其纳入工作考核范围，定期自查。

（二）公共卫生事件的预警及信息发布

突发公共卫生事件预警就是以监测数据为基础，采取综合评估手段，建立信息交换和发布机制，及时发现事件苗头，发布预警，及时采取有效的应急措施，达到控制事件蔓延的目的。

1.预警系统的组成与工作流程　预警系统的工作流程见图4-2。

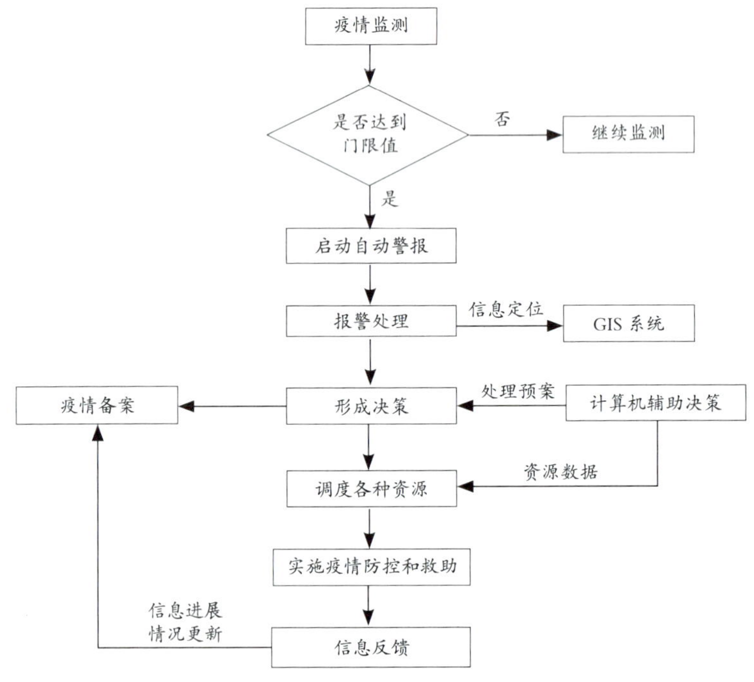

图4-2　预警系统的工作流程

（1）信息监测系统：将平时出现的大量事件前兆以及相关因素收集起来，及时提供给相应的部门。收集信息时应注意从不同渠道获得有价值的信息，在注重流行病学资料收集的同时，要争取获得实验室数据的支持。对于传染病暴发/流行而言，选择信息原则上要考虑可获得性、及时性、多渠道信息。

（2）预警指标：按照分组管理、分级响应的原则，根据突发公共卫生事件的严重性、影响区域范围、控制难易程度，以及所需动用的资源等因素，通过对疾病与健康相关事件的历史数据的分析，设立分级预警指标。预警界值的形式包括发病数、发病率、与历史数据比较增加一个相对值、统计学界值。

（3）信息处理分析系统：对监测系统所获得的信息，运用现代管理科学的预测方法和技术，进行科学预测，根据突发公共卫生事件的特点和其危害性，决定是否需要预警报告，以及预警报告的级别。

（4）预警报告系统：对突发公共卫生事件进行科学监测、预测的基础上，发出及时准确的预警报告。进行预警报告时要力争及时发布预警信息，及时通过新闻媒体等媒介发出预警信息，向公众和医疗机构提供指导。

2.预警响应

（1）预警信息的调查核实：预警信号的产生是基于预警模型中的观察指标超过设定的预警界值时产生和发出的预警信号。采取公共卫生行动之前必须由预警信息管理人员或疾病预防控制专业人员对预警信号的可靠性和真实性进行核实和验证。

（2）风险评估：是预警响应的重要环节，决定着响应的程度和范围大小。根据已经掌握的调查资料及其他来源资料，对事件的性质进行分析，评估可能造成的危害大小，以决定下一步需要采取的行动。

（3）采取预防控制措施：在对预警信息进行分析、核实、现场调查的同时，要根据具体情况，按照国家有关法律法规采取相应的预防控制措施。

3.信息发布　遵循及时主动、准确把握、注重效果、杜绝瞒报的原则。

（1）对于法定传染病疫情：内容包括甲、乙类传染病发生的总体情况，重大疾病的分布情况，重大疫情的控制情况以及丙类传染病的基本情况等。

（2）对于突发公共卫生事件个案信息：内容包括事件性质及原因，发生地及范围，发病、伤亡及涉及人员范围，处理措施和控制情况，强制措施解除等。

（3）对于突发公共卫生事件总体信息：内容包括急性重大传染病、急性食物中毒、急性职业中毒、群体性不明原因疾病，以及其他严重影响公众健康的突发公共卫生事件的总体情况、分布情况。

4.加强正面宣传和舆论引导　各级卫生行政部门和有关单位要积极主动配合新闻宣传主管部门和新闻媒体，规范信息的宣传报道工作。通过新闻宣传和舆论引导，推动传染病疫情和突发公共卫生事件防治和处置工作的顺利开展。密切关注媒体对传染病疫情和突发公共卫生事件的新闻报道，加强舆情收集，有针对性地解答公众疑惑，发现错误或片面报道倾向时，应及时核实了解情况，迅速发布权威信息，澄清不实报道和谣言。

三、突发公共卫生事件的现场调查与应急处置

突发公共卫生事件发生后，卫生应急相关部门依据法规和预案，在当地政府统一协调下，依据事件级别，按照职责分工启动应急响应机制，迅速开展事件原因调查及事件应急处置。

（一）现场调查

现场调查是指利用流行病学的基本原理和方法对突发公共卫生事件展开的调查。

1.现场调查的目的　①查明“原因未明”事件病因，或寻找病因线索及危险因素，为进一步调查研究提供依据。②确定高风险人群。③为控制事件，防止进一步扩散、蔓延，提出后续的防控措施和建议。④预测事件的发生、发展（或疾病暴发或流行）的趋势。⑤评价控制措施效果，为制订或修改相关控制策略提供依据。⑥完善已有的监测系统或为建立新的监测系统提供依据。⑦回答政府、公众、媒体关心的热点问题。⑧提供现场流行病学培训、锻炼机会，提高专业人员现场调查的能力和水平。

2.现场调查的基本步骤　突发公共卫生事件调查处置流程图见图4-3。

（1）现场调查的准备：①组织和实施方面的准备。针对调查目的和具体调查任务，首先召集相关领域专家成立现场调查组，设定负责人，合理分配分工和职责，组织协调现场调查工作，建立组内工作机制。②知识和技术的准备。制订现场调查工作方案，包括调查方法、调查问卷、抽样方法等；应尽量收集已知病例的临床表现及发病/中毒经过等信息，通过查阅资料、咨询专家，分析可能的致病因子范围，了解既往类似事件的危险因素。③物资和后勤保障的准备。赶赴现场前应准备必需的资料和物品，一般包括相关调查表和调查器材、现场预防控制器材、采样设备和相应的采样试剂、现场联系资料、照相机、个人防护用品等。

（2）确定事件的存在：根据国家制定的各类突发公共卫生事件的判定标准，结合相应的监测系统报告，判断突发公共卫生事件是否存在、事件的性质和严重程度、发展趋势和所处的发展阶段。

（3）核实诊断：利用疾病的临床表现、实验室检测结果和流行病学证据三个方面的资料进行综合分析并做出判断，如发生了什么类型的突发公共卫生事件，发病率、死亡数和暴露人群的范围和大小等。核实资料的来源及其准确性、可靠性、完整性、时效性，以排除误诊和差错。

（4）建立病例定义：现场调查中的病例定义应包括四项要素：患者患病的时间、地点、人间分布特征、临床表现和（或）实验室信息。病例定义应分层次，如疑似病例、可能病例、确诊病例等。病例定义要简单、客观和易操作，对于法定传染病、食源性疾病以及职业病等，

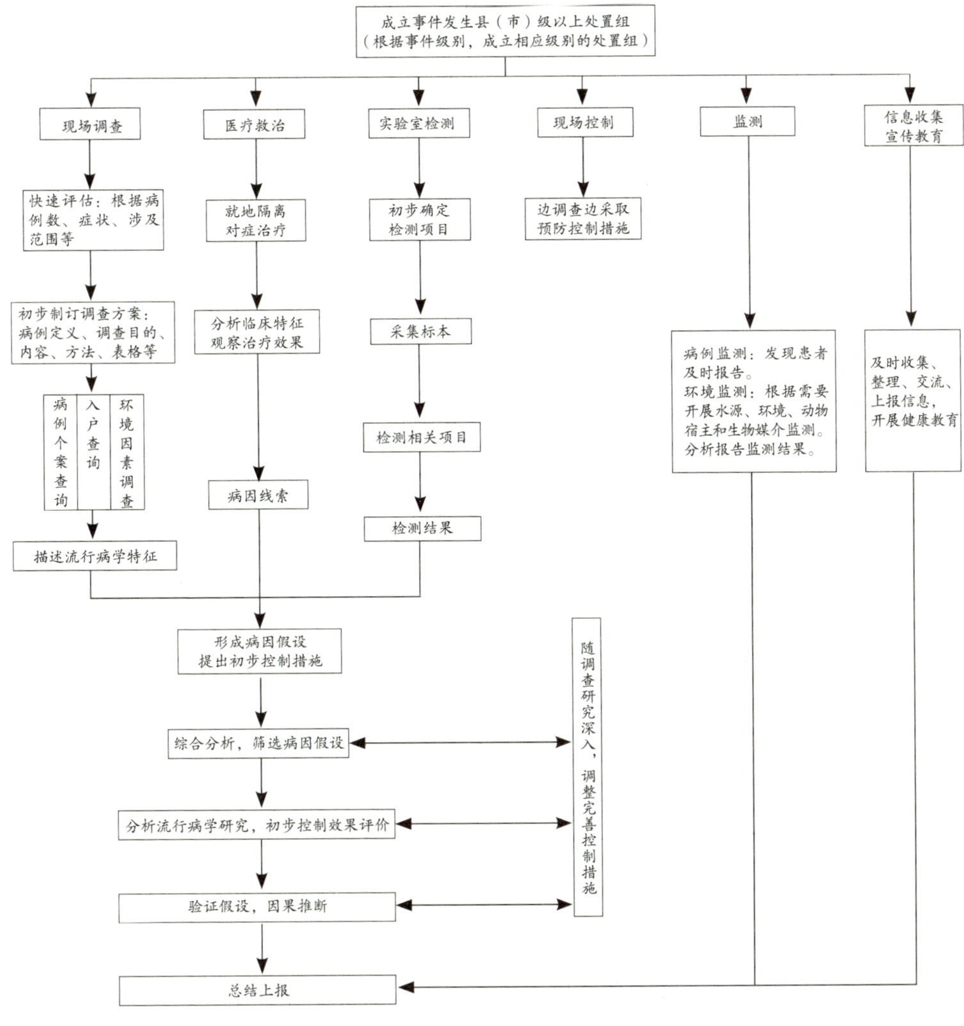

图4-3 突发公共卫生事件调查处置流程图

应尽量采用国际或国内统一的病例定义。现场调查早期建议使用“较为宽松”的病例定义，以便发现更多可能的病例；随着现场调查逐步深入，可进一步提高病例定义的特异度。

（5）病例搜索和个案调查：①病例搜索。按照病例定义搜索、核实、确定是否为病例，属于哪一类病例，并确定每一类病例的数量。②个案调查。通过访问和现场调查收集资料；除需要收集病例的基本信息（如年龄、性别、住址、职业、发病日期、临床表现等），询问可疑因素接触频率、接触方式及时间、有关疾病传播危险因素等问题，还应包括病例的核实诊断，以便尽可能发现所有可疑的病例，并排除非病例。

（6）描述性分析：应在全面调查的基础上，正确使用统计图表，准确、形象、直观地展现突发公共卫生事件的时间、地区、人群分布特征与事件相关重要信息，提示风险的可能来源或暴露途径、传播方式，预测可能受累及的人群及数量，此外还可以通过分析高危人群的特征，发现特异的影响因素。

（7）建立并验证假设：①建立假设。通过对突发公共卫生事件三间分布特征描述与分析，结合临床、实验室检测及其他学科的观测结果，可以形成对事件发生原因的初步认识或解释，从而提出突发公共卫生事件发生的初步线索或假设。一个假设中应包括危险因素来源、传播方式和载体、引起疾病的特殊暴露因素和高危人群。②验证病因假设。针对形成的假设，采用分析流行病学方法，包括病例对照研究与队列研究，开展进一步深入调查，以验证该假设是否成立。

（8）卫生学调查：现场调查的不同阶段，都要开展现场卫生学调查。现场调查早期，首先需要对现场环境进行调查，并采集相关的环境标本，现场卫生学调查获得的信息可帮助调查人员形成病因假设。在采用分析流行病学验证假设阶段，仍需要继续开展相关的现场卫生学调查，以提供更多的证据，进一步验证该假设。

（9）采取控制措施：现场调查早期，可根据经验或已有知识采取一些通用的预防控制措施。随着调查的进展，当发现了暴发的直接原因后，再采取有针对性的预防控制措施。及早采取控制措施，也会观察到控制措施对事件的影响，如控制不当、事件蔓延，则必须继续查找真正原因。开展控制措施后，还需要继续监测，以判断事件是否真正结束，并评价控制措施的效果。

（二）应急处置

1.应急处置程序

（1）信息报告：突发公共卫生事件监测机构、医疗卫生机构和有关单位发现下列倾向之一的，应当在2小时内向所在地县级人民政府卫生行政主管部门报告；接到报告的卫生行政主管部门应当在2小时内向本级人民政府报告，并同时向上级人民政府卫生行政主管部门和国务院卫生行政主管部门报告。应急处置过程中，要及时续报有关情况：①发生或者可能发生传染病暴发、流行的。②发生或者发现不明原因的群体性疾病的。③发生传染病菌种、毒种丢失的。④发生或者可能发生重大食物和职业中毒事件的。

（2）先期处置：根据职责和规定的权限启动相关应急预案，及时、有效地进行处置，控制事态。

（3）应急响应：对于先期处置未能有效控制事态的特别重大突发公共卫生事件，要及时启动相关预案，由国务院相关应急指挥机构或国务院工作组统一指挥或指导有关地区、部门开展处置工作。

（4）应急反应终止：突发公共卫生事件应急反应的终止需符合以下条件，即突发公共卫生事件隐患或相关危险因素消除，或末例传染病病例发生后经过最长潜伏期无新的病例出现。

2.现场干预措施

（1）针对传染源的措施：治疗感染者或感染动物；追踪和隔离感染者；暴露人群的检疫；污染场所和污染源的检疫；划定防疫区域、关闭公共场所、停止人群聚集；收集和销毁食品、物品、动物和其他传染源；污染表面和环境场所的清洁和消毒；通过媒介控制，进行环境整治；通过限制和控制污染物整治环境；矫正行为，减低自身和他人的危险性；通过民事诉讼和刑事起诉进行威慑。

（2）针对易感者的措施：实行暴露后预防；提前进行免疫和疫苗接种；从疫苗接种人群中找出未接种疫苗者；采用屏障技术；划定防疫区域、关闭公共场所、停止人群聚集；矫正行为，减低自身和他人的危险性；启用庇护场所；采取接触者追踪、同伴告知及治疗措施；发布政府公告、健康警示以及其他减低危险性的信息。

3.不同类型的突发公共卫生事件的应急处置

（1）突发传染病事件的应急处置：原则上，呼吸道传染病应以控制传染源、保护易感人群为主；肠道传染病应以切断传播途径为主；虫媒及自然疫源性传染病应以控制传播媒介为主；血液及性传播疾病以推广避孕套、杜绝吸毒和共用注射器等措施为主。

1）针对传染源的措施：坚持“早发现、早诊断、早报告、早隔离、早治疗”原则，分别对患者和疑似患者隔离治疗，必要时就地设立医疗救治、传染源隔离点；若转运患者，需设固定车辆。①患者：及时诊断和救治；根据传染强度和传播途径，采取严密隔离、呼吸道隔离、消化道隔离、接触隔离、昆虫隔离等方式。②阴性感染者、病原携带者：一般连续3次检查阴性时，才能确定病原携带状态解除；伤寒、霍乱、细菌性痢疾等病原携带者，暂时离开饮食服务行业、供水企业、托幼机构等；艾滋病、乙肝、丙肝、疟疾等病原携带者严禁献血。③接触者：检疫是对暴露者的隔离措施，包括严格检疫，即对目前健康的暴露人群采取严格限制活动自由的措施，在特定场所完成诊察、检验和治疗；适度检疫，又包括医学观察（不限制活动，但必须接受体格检查、病原学检查和必要的卫生处理）和人群隔离（当难以分清某个场所人群或动物群中哪些是暴露者或非暴露者时，有时对整个场所所有人群或动物等实施隔离）。此外，可以采用接种疫苗、免疫球蛋白和服用化学药物对易感者实施保护的医学措施。

2）针对传播途径的措施：①对病原体污染的物体表面和污染环境进行清洁、消毒等处理。②媒介生物的控制，一般根据不同控制对象和情形选择合适的防治方法进行综合防治，同时做好工作人员和居民的个人防护。③动物传染源的控制，对危害大且经济价值不大的动物传染源应予彻底消灭，其他可隔离治疗；还应做好家畜和宠物的预防接种和检疫。

3）针对易感者的措施：传染病流行前，主要通过预防接种降低人群易感性；流行中，通过药物预防、免疫预防和个人防护等措施。在传染病暴发流行时，当地政府和卫生行政部门可通过风险沟通和健康教育，使公众正确认识传染病流行的风险，掌握相应传染病防治知识，主动改变行为。

对于传染力强、传播速度快、危害严重的烈性传染病，在紧急情况下应以最严格的要求做好工作人员保护性预防措施、隔离治疗患者、患者家属及密切接触者管理、现场疫区划定、疫区紧急措施（检诊检疫、经常性消毒等）等应急处置措施。

（2）疑似食物中毒事件的应急处置：对于未能确定具体中毒食物的，现场处置工作一般采用停止食用可疑中毒食品，立即封存可疑食物和制作原料，积极救治患者，并在用药前采集患者血液、尿液、吐泻物标本送检等常规措施。随着调查的逐步深入，一旦明确为食品安全相关问题，应按照食品安全事故的调查处置执行。

（3）疑似化学中毒或放射事件的应急处置：在中毒毒物或放射源不明的情况下，要迅速对事件的危险度进行评估。主要采取的措施为：将患者移离现场，防止毒物继续吸收或放射源持续辐射，职业中毒应立即关闭作业场所；对患者采用对症支持治疗和促进毒物排出的临床急救措施；对可疑毒物及污染物、放射源及放射污染物进行无害化处理；尽快疏散可能继续受致病源威胁的群众；对中毒患者、放射病患者及毒物或放射污染物接触者做好洗消工作。

四、公共卫生事件的事后恢复与重建

（一）恢复重建的概念

目前对于恢复和重建的内涵界定尚未形成一致的观点。美国突发事件管理系统对“恢复”做了较为完整的界定：制订、协调和实施服务设施和现场复原预案，重建政府运转和服务功能，实施对个人、私人部门、非政府和公共的援助项目以提供住房和促进复原，对受影响的人们提供长期的关爱和照护，以及实施社会、政治、环境和经济恢复的其他措施，评估突发事件的影响并吸取教训，完成事件报告，主动采取措施减轻未来突发事件可能导致的不良后果。国内有学者将恢复重建描述为：在卫生应急的预防与准备、响应与处置工作结束后，对受损组织机构、法律、社会秩序、公共设施等进行物质层面、社会层面的恢复与重建，同时对受损的人员进行精神层面的恢复与重建。也有部分学者认为恢复和重建属于突发公共卫生事件恢复过程的两个不同阶段，恢复一般指事后早期的工程，持续时间比较短；而重建则是在破坏非常严重或已造成毁灭性破坏的基础上进行的长远性应对工作，持续时间相对较长。但是，现在更多学者倾向于认为“恢复重建”是一个动态的过程，并不存在明确的界点，也不是简单地回到事前水平，成功的恢复重建应该具备对未来突发公共卫生事件的一种抵抗和重塑的能力，即重建不是恢复常态，而是新常态。

（二）恢复重建的内容

恢复重建的内容是根据不同突发公共卫生事件所造成的不同后果而定的，一般来说，恢复重建的基本内容包括组织机构、法律和社会秩序、生产生活设施、精神心理等方面。有学者认为恢复重建包括物质层面、社会经济层面和个人心理层面。就公共卫生领域而言，恢复重建主要包括以下几方面。

1.应急管理体系的重建　认真回顾突发公共卫生事件应急医学救援的全过程，总结成功经验和失败教训，结合专家论证和审议，修正或重新制订不同级别的应急预案，以及完善相关法律、政策和规章。

2.医疗卫生体系的重建　卫生行政部门按照政府的统一安排和部署，负责辖区卫生系统医疗卫生机构的善后处置，科学制订恢复重建方案，将其纳入当地政府灾后恢复重建整体规划，积极争取政策支持，力争优先安排，确保医疗卫生机构尽快恢复医疗卫生服务能力，保障正常医疗卫生服务秩序。

3.个体身心功能的重建　突发公共卫生事件发生后的身体康复和心理干预工作非常重要。一方面，突发公共卫生事件可能造成患者躯体功能受损或因药物治疗导致的并发症，需要专业、定期的康复指导和治疗；另一方面，突发公共卫生事件可能给患者、家属、救援人员、特殊人群等带来或大或小的心理影响甚至心理问题，需要组织专业人员开展心理疏导和心理危机干预工作。

第三节　护理在公共卫生事件应对中的作用

一、护理在公共卫生事件预防与准备中的作用

对公共卫生突发事件进行预防和控制，就是预防和控制其对于社会所产生的严重的危害和影响，并且保障人民群众的生命安全和财产安全。而一旦发生公共卫生突发事件，首先要重视人民的生命健康，挽救群众的生命。护士是突发公共卫生事件的重要卫生保健力量，如何在突发公共卫生事件中做好应急状态的救治需求，是当前医疗机构护理管理者所面临的问题。

（一）公共卫生事件的预防

加强对公众的宣传教育：通过有效的卫生健康教育，提升群众对于公共卫生的正确认识以及公共卫生突发事件的了解。通过电视、广播、网络以及新媒体技术等多种传统的和现代化的宣传手段，传播公共卫生的相关知识和理念，使疾病预防知识得到普及，促使群众的疾病预防意识得到提升，且能够积极主动地进行相关的疾病预防，从而提升其自我保护能力。

（二）公共卫生事件的护理准备

配合一案三制建设，针对性的制订护理应急预案、应急管理体制、应急管理机制。

1.应急预案　管理体制机制的构建。建章立制，督促执行制订应急护理工作方案及规章制度，落实“早发现、早报告、早隔离、早治疗”的“四早”原则，加强疫情监测与预警；明确救援中的护理实践范畴，制订护理管理、临床护理、消毒隔离等各项规章制度；建立应急护理人力资源梯队并系统培训，保障仪器设备、防护物资等的储备与调度等。在此过程中，护理人员应在统一高效的应急护理管理体系下，遵照执行各项规章制度，有序开展救援。

2.人员培训　平战结合，常备不懈。科学构建应急培训方案，紧急培养一批训练有素的护理人员投入一线，是推进科学防治、有效遏制公共卫生事件蔓延的关键要素。组建分级分类的应急处置后备力量，形成培训、演练和响应的长效机制。建立相应的临床实训基地，培训涉及成人、母婴和儿童三个人群，重点围绕连续性肾脏替代治疗（CRRT）、体外膜肺

（ECMO）、感染控制（防护技术）、人工气道护理等核心技术，通过理论授课、模拟实训、虚拟演练和临床实践，提升护理预备队伍的应急救援能力和实战水平。这类平战结合的护理队伍通过不断的日常训练，既可在其所在医院提升专业技能，相当于“全面手”，一旦接到公共卫生事件应急处置任务后，又能根据任务要求迅速赶赴现场，开展院前急救和心理危机干预等护理应急处置工作。

二、护理在公共卫生事件救护中的作用

主要表现为在不同类型的突发公共卫生事件中的应急处置。

（一）突发传染病事件的应急处置

原则上，呼吸道传染病应以控制传染源、保护易感人群为主；肠道传染病应以切断传播途径为主；虫媒及自然疫源性传染病应以控制传播媒介为主；血液及性传播疾病以推广避孕套、杜绝吸毒和共用注射器等措施为主。

对于传染力强、传播速度快、危害严重的甲类或者参照甲类管理的传染病（如SARS），在紧急情况下应以最严格的要求做好工作人员保护性预防措施、患者隔离治疗、患者家属及密切接触者管理、现场疫区划定、疫区紧急措施（如检诊检疫、经常性消毒）等应急处置措施。以新冠疫情为例，简要介绍护理应急处置。

1.根据任务性质抽调护理人员

（1）组织架构：有序组织、科学指挥、高效执行，在应对突发公共卫生事件中能够起到事半功倍的效果，因此，及时成立应急护理管理团队非常重要。突发公共卫生事件发生后，应在第一时间成立护理应急领导小组，由一定经验的护理管理者担任组长，全面负责应急工作的部署与落实，明确团队每个成员的职责，建立沟通协调机制，及时准确掌握突发公共卫生事件发展情况。应急人力资源由应急领导小组统一指挥。成立护理应急工作组，下设人力资源管理、护理人员培训、护理质量与安全、监测与报告、后勤保障、宣传报道等小组。

（2）人力资源管理：优化结构，分层使用，科学合理调度护理人力满足突发公共卫生事件救治需求是关键问题。以优化结构、分层使用为调配原则，统筹管理、动态调整、满足需求、保证安全、兼顾效率，建立可持续性护理人员支援梯队，实现护理人力使用效率最大化。如在新冠疫情防控中，呼吸科、重症医学科、急诊科、创伤外科、心脏大血管外科等重点科室护理人员，应在各科室或医疗队中有一定数量的分配。同时注重年资、职称的合理搭配。

（3）护理人员培训：培训临床护士掌握突发公共卫生事件护理学相关知识和技能，提高护士应对突发公共卫生事件的救护能力，让护理人员充分了解和掌握岗位职责、岗位要求、岗位技能、岗位标准等，从而能在应急状态下更好地服务患者，同时也能更好地保护自身安全。

（4）护理质量与安全：负责拟定、修改和完善突发公共卫生事件护理质量管理方案、护理制度、护理工作流程与预案、护理质量评价标准、考核办法和持续改进方案；负责督导各项

护理管理方案、规章制度落实，建立质量可追溯机制，定期检查及评价。针对护理过程中存在的质量问题和隐患，及时处理，并落实改进措施。

质量管理要点面结合，同质提升。根据事件类型及进展，阶段性调整质量管理重点，关注重点人员、重点环节、重点时段，有针对性地开展专项质量督查，如新冠疫情防控消毒隔离专项督查等；同时，应抓紧抓实临床护理质量，制订统一实践标准，如ECMO护理实践、俯卧位通气操作要点、深静脉血栓及压力性损伤的预防等，同质化提升护理专业技术，保障患者安全。

（5）后勤保障：指导做好应急物资储备，与相关部门协调应急物资的调拨及紧急配送，完善应急工作程序，确保应急所需物资及时供应，并加强对物资储备的监督管理，及时予以补充和更新；负责医务人员值班期间基本生活保障工作，负责医护人员身体健康状况评估，健康监测与上报，严密监测并追踪高危人群，重视护理人员心理干预等。

（6）宣传报道：突发公共卫生事件下，宣传护理人员的有效防控举措、一线医务人员积极有效应对公共卫生事件的典型事迹对鼓舞士气至关重要。科学高效地做好防控宣传和舆情引导工作。宣传相关法律法规和政策措施，普及科学防护知识、自救互救常识，加强舆论引导，为突发公共卫生事件处置工作营造良好氛围，增强公众的忧患意识、社会责任意识和自救、互救能力。同时，帮助广大医护人员进一步认清肩负的责任使命，按照坚定信心、同舟共济、科学防治、精准施策的要求，加强护理工作的宣传力度。

2.动态调整资源　任务期间，疫情的发展趋势、患者的病情变化、护士的身心状态等都在不断变化。为了适应不断演变的任务形势，应急领导小组应建立上下联动机制，运用网格化管理理念，将应急护理人力资源按职务、岗位、专科、专业、工作范畴等进行分类、点对点管理，通过数据的分析与处理，及时、准确地了解人力资源的运行情况，以及护理人员的身体与心理状态，及时给予调整与干预，保障护士的身心健康，从而实现高效应对、资源共享的目的。

3.人文关怀　实施心理危机分类干预，在突发公共卫生事件应对中，患者恐惧、公众焦虑、医护人员疲乏等不同人群出现不同程度的心理应激反应，应将心理危机干预纳入事件防控整体部署、积极预防、减缓和尽量控制事件所致的心理社会影响。可开展多种类型的人文关怀活动。提供多种途径的心理卫生服务，实时研判、分类干预、有序服务，保障患者和医护人员的身心健康。关注医护人员的身体状况、工作状态、思想情感，有计划、有目的地实施保护、关爱一线医护人员的各项措施，最大限度保障医护人员的安全，凝聚医护团队协同作战。

（二）疑似食物中毒事件的护理应急处置

1.细菌性食物中毒　①首先应迅速排出毒物：催吐，洗胃。②对症治疗：治疗腹痛、腹泻，纠正电解质平衡，抢救循环衰竭、呼吸衰竭。③特殊治疗：肉毒中毒早期应用多价抗毒素血清；变质甘蔗中毒在急性期应消除脑水肿，改善脑血循环；等等。

2.化学性食物中毒　①急性有机磷农药食物中毒：迅速给予中毒者催吐洗胃，排出毒物；

轻度中毒者阿托品和胆碱酯酶复能剂（如解磷定、氯解磷定）两者并用；敌敌畏、乐果等中毒时，由于胆碱酯酶复能剂的疗效差，治疗应以阿托品为主。急性中毒者临床表现消失后，应继续观察2～3日；乐果、马拉硫磷等中毒者应适当延长观察时间；重度中毒者应避免过早活动，以防病情突变。②急性亚硝酸盐中毒：高铁血红蛋白症可用美兰，大剂量维生素也可应用。

3.有毒动物食物中毒　①有毒贝类中毒：应尽早采取催吐、洗胃、导泻的方法。②河豚中毒：目前尚无特效解毒剂。多采用输液、利尿等方法，及时去除毒素，同时对症治疗。呼吸衰竭时，给予吸氧、机械通气、糖皮质激素、血浆置换等。③组胺类中毒：可应用抗组胺药盐酸苯海拉明处理。

4.有毒植物食物中毒　①除非在禁忌的情况下，均立即采取催吐、导泻、洗胃、灌肠等措施加快毒物排出，使之不再继续侵入和吸收。②早期、足量的原则，应用有效解毒剂。对于不同的毒物采用相应的解毒剂。如毒蕈中毒可用二巯丁二钠等药物解毒，苦杏仁、桃仁、木薯、狗爪豆等（含氰酸或氰酸化合物）中毒应迅速给予亚硝酸戊酯和亚硝酸钠。③尽快促使体内毒物排泄，中断毒物对机体的继续危害，如输液、利尿，血液透析加灌流方式，加快毒物排出。④采取对症治疗，保护重要器官，促进机体功能恢复。

（三）疑似化学中毒或放射事件的护理应急处置

1.疑似化学气体泄漏的应急处置　①发生有毒气体泄漏事件后，根据当地气象条件和地理位置特点，暴露区域群众应当转移到上风方向或侧上风方向的安全区域，必要时应当配备逃生防毒面具。②发生毒物污染水源、土壤和食物等中毒事件后，应当立即标记和封锁污染区域，及时控制污染源，切断并避免公众接触有毒物质。

2.放射事件医护人员处置　医务人员到达现场后戴好防护用品，首先查明有无受伤害的人员，以最快的速度将受伤害者脱离现场，严重者尽快送医院救治。

三、公共卫生事件事后恢复与重建中护理的工作重点

在应急管理体系、医疗卫生体系、个体身心功能的恢复与重建方面，护理工作因其特殊性，关注的重点会有所不同。

1.应急管理体系的重建　认真回顾在突发公共卫生事件应急医学救援中护理工作的全过程，总结经验与教训，必要时经专家论证，重新修订相应的护理应急预案。优化应急护理队伍人力资源结构，确保不同任务状态下人力调配的需求。

2.医疗卫生体系的重建　为医疗机构恢复日常诊疗工作做好准备。以新冠疫情为例，病区启用前，进行一次彻底全面的消杀，经检测采样合格后，方可启用。恢复病区内仪器定点定位规范放置，对仪器设备性能进行全面检查；对物品耗材、危险化学品、防护物资进行全面清点；消防安全全面检查等。对污水系统进行检测，保证排放安全。确保定点医院重新运营后医疗废物以及固体废物的安全。

3.个体身心功能的重建　公共卫生事件性质不同，对参与应急任务的救援人员所产生的影响是不同的，特别是传染病事件。新冠疫情期间，大量心理医生介入医护人员的工作以及患者的日常治疗，起到了很好的作用；疫情后期，依然要关注不同群体的心理需求，提供心理健康服务，同时要积极预防、尽量减缓和控制疫情造成的社会心理影响。

第四节　公共卫生事件应急救援预案

公共卫生事件应急救援预案是针对潜在的或可能发生的突发公共卫生事件及可能造成公共卫生威胁的其他类型突发事件，为保证迅速、有序、有效地开展卫生应急与救援行动，降低事件造成的损失而预先制订的应急处置原则性应急计划或方案。

应急救援预案是应急准备的基础性平台，是应急响应的直接依据。通过预案来组织推进和实施应急准备，应急救援预案的质量决定着应急响应的质量。

一、公共卫生应急预案体系框架

应急预案体系是一个复杂系统，其核心是总体框架的概念设计，即所谓“顶层设计”。我国常态性预案体系结构如下。

（一）国家总体应急预案

《国家突发公共事件总体应急预案）（下称《总体预案》）是全国应急预案体系的总纲，是由国务院制订的应对特别重大突发公共事件的综合性预案。

《总体预案》确定了突发公共事件的六大工作原则：“以人为本，减少危害；居安思危，预防为主；统一领导，分级负责；依法规范，加强管理；快速反应，协同应对；依靠科技，提高素质。”《总体预案》从总体上阐述预案的应急方针、政策，应急组织结构及相应的职责，应急行动的总体思路等，明确了各类突发公共事件分级、分类及预案框架体系，是指导预防和处置各类突发公共事件的规范性文件。适用于跨省级行政区域，或超出事发地省级人民政府处置能力的，或需要由国务院负责处置的特别重大突发公共事件的应对工作。

（二）国家突发事件公共卫生应急专项预案

专项应急预案主要是国务院及其有关部门为应对某一类型或某几种类型突发公共事件而制订的应急预案。国家突发事件公共卫生应急专项预案是制订各单项公共卫生应急预案和部门预案的重要依据。

国家突发事件公共卫生应急专项预案是全国突发公共卫生事件应急预案体系的总纲，共两项，分别是《国家突发公共卫生事件应急预案》和《国家突发公共事件医疗卫生救援应急预案》。《国家突发公共卫生事件应急预案》是指导预防和处置各类突发公共卫生事件的规范性文件。《国家突发公共事件医疗卫生救援应急预案》是指导预防和处置各类突发公共事件医疗卫生救援工作的规范性文件。

（三）国家突发事件公共卫生应急部门预案

部门应急预案是国务院有关部门根据总体应急预案、专项应急预案和部门职责为应对突发公共事件制订的预案。

国家突发事件公共卫生应急部门预案是国务院有关职能部门根据《总体预案》《国家突发公共卫生事件应急预案》《国家突发公共事件医疗卫生救援应急预案》及部门职责，为有效应对突发公共卫生事件成为突发事件公共卫生问题而制订实施的应急预案。侧重于突发事件发生后本部门的权责、应对措施、资源保障、部门联动等具体办法。

国务院卫生行政主管部门在制订了一系列突发公共卫生事件单项应急预案后，为进一步指导和规范突发公共卫生事件应急处置，为一些单项预案配套制订了相应的技术指导方案，如《人感染高致病性禽流感应急预案》配套的《人禽流感病毒感染状况调查方案》《禽流感实验室检测技术方案》《与禽流感病禽密切接触人员防护指导原则》等技术方案。

（四）地方突发事件公共卫生应急预案

地方应急预案是指省级以下人民政府根据国家预案，结合当地实际情况制订的、适用本级的突发公共事件总体应急预案、专项应急预案和部门应急预案。

根据省级人民政府制订的突发公共事件总体应急预案和国家专项及部门公共卫生应急预案，制订省级的公共卫生专项预案和部门公共卫生应急预案。

各市（地）、县（市）人民政府及其基层政权组织按照分类管理、分级负责的原则，制订本级的突发公共卫生事件应急预案、部门公共卫生应急预案。

（五）企事业单位公共卫生应急预案

企事业单位根据本级人民政府总体应急预案、专项和部门公共卫生应急预案，结合单位实际情况制订卫生应急预案。

（六）大型活动与特殊场所的公共卫生应急预案

针对大型公众聚集活动（如经济、文化、体育、民俗、娱乐等重大活动）或高风险的建设施工或维修活动（如人口高密度区建筑物的定向爆破等活动），由主办单位制订的临时性公共卫生应急行动方案。预案内容主要是针对活动中可能出现的紧急情况，预先对相应应急机构的职责、任务和预防措施做出的安排。

国家重要基础设施，如大型水坝、核电设施等，由各级政府、企事业单位依据各自职责，分别制订单项应急预案，包括公共卫生应急预案。

二、公共卫生事件应急预案编制

预案编制和修订要遵循战略性、前瞻性、继承性和致用性的应急预案体系框架的总体设计思路。预案类型要涵盖所有类型的突发公共卫生事件或突发事件公共卫生问题预案要切合实际，具有针对性和可操作性，要根据事件的发生、发展、演变规律，针对风险隐患的特点和部门应对的薄弱环节科学制订。

（一）核心目标与工作原则

1.核心目标　现代应急管理强调突发事件发生之前就做好各项应急准备工作，应急处置则是应急准备的发展与延续。应急预案作为应急准备系统运行的基础平台用于指导突发公共事件的应对工作，因此，提高突发事件的应急准备能力是应急预案的核心目标。

应急预案结构与内容要紧紧围绕应急准备这一核心目标。应急准备主要包括应急预案、组织与人力资源、物质资源配备、持续培训、应急演练和评审改进等工作内容，除应急预案以外的其他几项应急准备工作，需通过应急预案来组织推进和实施，也正是通过这些应急准备活动的运行，为应急预案的持续更新与完善提供依据。

2.工作原则　遵循预防为主、常备不懈的方针，按照统一领导、分级管理，以人为本、依法规范，依靠科学、协调配合，反应灵敏、运转高效，平战结合、整合资源，借鉴经验、立足实际的总体思路，制订和完善突发公共事件应急预案。

（1）统一领导、分级管理：在国务院统一领导下，组织有关部门、单位制订和修订本部门的突发公共事件应急预案。要按照分级管理、分级响应和条块结合、以块为主的原则落实各级应急响应的岗位责任制，明确责任人及其指挥权限。

（2）以人为本、依法规范：把保障人民群众的生命安全和身体健康作为应急工作的出发点和落脚点，最大限度地减少突发公共事件造成的人员伤亡和危害。应急预案制订工作要与加强法制建设相结合，使突发公共事件的应急处置逐步走向规范化、制度化和法制化轨道。

（3）依靠科学、协调配合：制订、修订应急预案要遵循决策民主、科学的原则，充分吸纳、集合社会各界及相关领域专家的知识和经验，采用先进的预测、预警、预防和应急处置技术，优化应急预案编制流程，注重整体与个性相结合以及预案各部分之间的有机衔接，提高预案预防和应对突发公共事件的科技水平。预案编制过程需要搭建组织内外的协调沟通平台，将组织机构、公众、非政府部门、专家团队及其他社会团体等都纳入预案编制的参与主体中，充分发挥社会各方面的力量。

（4）反应灵敏、运转高效：制订、修订应急预案既要坚持科学规范为基础，又要充分考虑到不同突发公共卫生事件自身的特点，注重结合本部门实际，体现出本级别、本地区的特殊性，确保突发公共卫生应急事件处置工作反应灵敏、快速有效。坚决避免预案“上下一般粗，左右一般平”，照抄照搬立法条款或上级预案，内容形式固定（格式化倾向），缺乏必要的弹性和灵活性，针对性、可操作性不强，未真正实现应急预案的功能等问题。

(5) 平战结合、整合资源：提高突发事件的应急准备能力是预案的核心目标，而事件的应急处置是其关键环节。应急预案结构与内容要紧紧围绕应急准备这一核心目标，做好应对突发公共卫生事件的思想准备、预案准备、机制准备和工作准备，正确处理好“平时”和“战时”的工作关系。制订、修订应急预案要充分利用现有资源，通过预案有效进行资源整合，降低行政成本。

(6) 借鉴经验、立足实际：制订、修订应急预案，既要认真借鉴国外处置突发公共卫生事件的有益经验，又要深入研究我国实际情况，充分发挥我国的政治优势、组织优势，在各级政府的领导下，发挥基层组织的作用，逐步提高预案制订能力和水平，不断充实、完善预案体系。

(二) 预案的基础框架

依据《国务院有关部门和单位制定和修订突发公共事件应急预案框架指南》，各部门、单位根据突发公共卫生事件的性质、类型和自身实际情况，可以适当增减或修改相应内容，调整预案结构。应急预案框架中，组织指挥体系及职责、预警和预防机制应急响应、善后处理、保障措施是应急预案的重点内容，也是整个预案编制和管理的难点所在。

表4-1 预案文本的基础框架

目 录		编制要求和说明
1. 总则	(1) 目的	根据具体情形。
	(2) 工作原则	要求明确具体，如统一领导、分级管理，条块结合、以块为主，职责明确、规范有序，结构完整、功能全面，反应灵敏、运转高效，整合资源、信息共享，平战结合、军民结合和公众参与等原则。
	(3) 编制依据	国务院有关部门和单位制订和修订的突发公共事件应急预案框架指南。
	(4) 适用范围	级别限定要明确、针对性要强，可以预见的突发公共卫生事件均应制订预案。
2. 组织指挥体系与职责	(1) 应急组织机构与职责	明确各组织机构的权利和义务。
	(2) 组织体系框架描述	以突发公共卫生事件应急响应全过程为主线，明确突发公共卫生事件发生、报警、响应、结束、善后处置等环节的主管部门与协作部门；以应急准备及保障机构为支线，明确各参与部门的职责。要体现应急联动机制要求，最好附图表说明。
3. 预警和预防机制	(1) 信息监测与报告	确定信息监测方法与程序、建立信息来源与分析、常规数据监测、风险分析与分级等制度。按照早发现、早报告、早处置的原则，明确影响范围、信息渠道时限要求、审批程序、监督管理、责任制等。应包括发生在境外、有可能对我国造成重大影响的事件的信息收集与传报。
	(2) 预警预防系统	明确预警预防方式方法、渠道，以及监督检查措施信息的交流与通报，新闻和公众信息发布程序。
	(3) 预警支持系统	预警服务系统要建立相关技术支持平台，做到信息传递及反馈高效、快捷，应急指挥信息系统要保证资源共享、运转正常、指挥有力。
	(4) 预警级别及发布	明确预警级别的确定原则、信息的确认与发布程序等。按照突发公共卫生事件严重性和紧急程度，建议分为一般(Ⅳ级预警)、较重(Ⅲ级预警)、严重(Ⅱ级预警)和特别严重(Ⅰ级预警)四级预警，颜色依次为蓝色、黄色、橙色和红色。

（续表）

目 录		编制要求和说明
4. 应急响应	（1）分级响应程序	制订科学的事件等级标准，明确预案启动级别和条件，以及相应级别指挥机构的工作职责和权限。按突发公共卫生事件可控性、严重程度和影响范围，原则上按一般（Ⅳ级）、较大（Ⅲ级）、重大（Ⅱ级）、特别重大（Ⅰ级）四级启动相应预案。突发公共卫生事件的实际级别与预警级别密切相关，但可能有所不同，应根据实际情况确定。对于跨国（境）、跨区域、跨部门的重大或特别重大突发公共卫生事件，可针对实际情况列举不同措施。要避免突发公共卫生事件可能造成的次生、衍生和耦合事件。
	（2）信息共享和处理	建立突发公共卫生事件快速应急信息系统。明确常规信息、现场信息采集的范围、内容、方式、传输渠道和要求，以及信息分析和共享的方式、方法、报送及反馈程序。要求符合有关政府信息公开的规定。如果突发公共卫生事件中的伤亡、失踪、被困人员有中国港澳台地区人员或外国人，或者突发公共卫生事件可能影响到境外，需要向中国香港、中国澳门、中国台湾省有关机构或有关国家进行通报时，明确通报的程序和部门。突发公共卫生事件如果需要国际社会的援助时，需要说明援助形式、内容、时机等，明确向国际社会发出呼吁的程序和部门。
	（3）通信	明确参与应急活动所有部门的通讯方式、分级联系方式及备用方案。提供确保应急期间党政军领导机关及事件现场指挥的通信畅通的方案。
	（4）指挥和协调	现场指挥遵循属地化为主的原则，建立政府统一领导下的以突发事件主管部门为主、各部门参与的应急救援协调机制。要明确指挥机构的职能和任务。建立决策机制，报告、请示制度，信息分析、专家咨询、损失评估等程序。
	（5）紧急处置	制订详细、科学的应对突发公共卫生事件处置技术方案。明确各级指挥机构调派处置队伍的权限和数量，处置措施，队伍集中，部署的方式，专用设备、器械、物资、药品的调用程序，不同处置队伍间的分工协作程序。如果是国际行动必须符合国际机构的行动要求。
	（6）应急人员的安全防护	提供不同类型突发公共卫生事件救援人员的装备及发放与使用要求。说明进入和离开事件现场的程序包括人员安全、预防措施以及医学监测、人员和设备去污程序等。
	（7）群众的安全防护	根据突发公共卫生事件特点，明确保护群众安全的必要防护措施和基本生活保障措施。应急情况下的群众医疗救助、疾病控制、生活救助，以及疏散撤离方式、程序、组织、指挥，疏散撤离的范围、路线、紧急避难场所。
	（8）社会力量动员与参与	明确动员的范围、组织程序、决策程序等。
	（9）突发公共卫生事件的调查分析、检测与后果评估	明确机构职责与程序等。
	（10）新闻报道	明确新闻发布原则、内容规范性格式和机构以及审查、发布等程序。
	（11）应急结束	明确应急状态解除的程序、机构或人员，并注意区别于现场抢救活动的结束，明确应急结束信息发布机构。

（续表）

目 录		编制要求和说明
5. 后期处置	（1）善后处置	明确人员安置、补偿物资和征用劳务的补偿，灾后重建、污染物收集、清理与处理程序等。
	（2）社会救助	明确社会、个人或国外机构的组织协调、捐赠资金和物资的管理与监督等事项。
	（3）保险	明确保险机构的工作程序和内容，包括应急救援人员保险和受灾人员保险。
	（4）突发公共卫生事件调查报告和经验教训总结及改进建议	明确主办机构、审议机构和程序。
6. 保障措施	（1）通信与信息保障	建立通信系统维护以及信息采集等制度，确保应急期间信息通畅。明确参与应急活动的所有部门通信方式、分级联系方式，并提供备用方案和通讯录，要求有确保应急期间党政军领导机关及现场指挥的通信畅通方案。
	（2）应急支援与装备保障	①现场救援和工程抢险保障：包括突发公共卫生事件现场可供应急响应单位使用的应急设备类型、数量、性能和存放位置，备用措施相应的制度等内容。 ②应急队伍保障：要求列出各类应急响应的人力资源，包括政府、军队、武警机关团体、企事业单位、公益团体和志愿者队伍等。先期处置队伍、第二处置队伍、增援队伍的组织与保障方案，以及应急能力保持方案等。 ③交通运输保障：包括各类交通运输工具数量、分布、功能、使用状态等信息，驾驶员的应急准备措施，征用单位的启用方案，交通管制方案和线路规划。 ④医疗卫生保障：包括医疗救治资源分布，救治能力与专长，卫生疾控机构能力与分布，及各单位的应急准备保障措施，被调用方案等。 ⑤治安保障：包括应急状态下治安秩序的各项准备方案，包括警力培训、布局、调度和工作方案等。 ⑥物资保障：包括物资调拨和组织生产方案。根据具体情况和需要明确具体的物资储备、生产及加工能力储备、生产流程的技术方案储备。 ⑦经费保障：明确应急经费来源、使用范围数量和管理监督措施，提供应急状态时政府经费的保障措施。 ⑧社会动员保障：明确社会动员条件、范围、程序和必要的保障制度。 ⑨紧急避难场所保障：规划和建立基本满足特别重大突发公共卫生事件的人员避难场所。可以与公园、广场等空旷场所的建设或改造相结合。
	（3）技术储备与保障	成立相应的专家组，提供多种联系方式，并依托相应的科研机构，建立相应的技术信息系统。组织有关机构和单位开展突发公共卫生事件预警、预测、预防和应急处置技术研究，加强技术储备。
	（4）宣传、培训和演习	①公众信息交流：最大限度公布突发公共卫生事件应急预案信息，接警电话和部门，宣传应急法律法规和预防、避险、避灾、自救、互救的常识等。 ②培训：包括各级领导、应急管理和救援人员的上岗前培训、常规性培训。可以将有关突发事件应急管理的课程列为行政干部培训内容。 ③演习：包括演习的场所、频次、范围、内容要求、组织等。
	（5）监督检查	明确监督主体，对预案实施的全过程进行监督检查，保障应急措施到位。

（续表）

目 录		编制要求和说明
7. 附则	（1）名词术语缩写语和编码的定义与说明	突发公共卫生事件类别、等级以及对应的指标定义，统一信息技术、行动方案和相关术语等编码。
	（2）预案管理与更新	明确定期评审与更新制度、备案制度、评审与更新方式方法和主办机构等。
	（3）国际沟通与协作	国际机构的联系方式、协作内容与协议，参加国际活动的程序等。
	（4）奖励与责任	应参照相关规定，提出明确规定，如追认烈士、表彰奖励及依法追究有关责任人责任等。
	（5）制订与解释部门	注明联系人和电话。
	（6）预案实施或生效时间	根据具体情形。
8. 附录	（1）与本部门突发公共卫生事件相关的应急预案	包括可能导致本类突发公共卫生事件发生的次生、衍生和耦合突发公共卫生事件预案。
	（2）预案总体目录、分预案目录	根据具体情形。
	（3）各种规范化格式文本	新闻发布、预案启动、应急结束及各种通报的格式等。
	（4）机构和人员通讯录	根据具体情形。

三、公共卫生事件应急预案演练

应急演练是指各级人民政府及其部门、企事业单位、社会团体等组织相关单位及人员，依据有关应急预案，模拟应对突发事件的一种实践活动，是检验应急预案体系针对性、完备性和操作性的最好方式，是检验评价、修订完善应急预案的重要手段，演练实质上是一种特殊形式的培训，是一种体验式学习过程。

（一）演练目的和原则

1.演练目的

（1）检验预案：查找应急预案和管理体系中存在的问题或不足，进而完善应急预案，提高应急预案的实用性和可操作性。

（2）完善准备：通过演练，检查应对突发事件所需的队伍、物资、装备、技术等准备情况，发现不足时及时调整补充，做好应急准备工作。

（3）锻炼队伍：增强演练组织单位、参与单位和人员等对应急预案的熟悉程度，强化相关人员的风险意识，提高快速反应能力和实战水平。

（4）磨合机制：进一步明确相关单位和人员的职责任务，理顺工作关系，促进相关人员掌握应急预案中规定的职责和程序，提高指挥决策、协同配合和后勤保障能力。

（5）科普宣教：普及应急知识，提高公众风险防范意识和自救互救等灾害应对能力。

2.演练原则

（1）结合实际、合理定位：紧密结合应急管理工作实际，明确演练目的，根据资源条件确定演练方式和规模。

（2）着眼实战、讲究实效：以提高应急指挥人员的指挥协调能力和应急队伍的实战能力为着眼点，重视对演练效果、组织工作的评估、考核，总结推广好经验，及时整改存在的问题。

（3）精心组织，确保安全：围绕演练目的，精心策划演练内容，科学设计演练方案。

（4）统筹规划、厉行节约：充分利用现有资源，努力提高应急演练效益。

（二）演练分类

1.按组织形式划分

（1）桌面演练：桌面演练是指参练人员利用地图、沙盘、流程图、计算机模拟、视频会议等辅助手段，针对事先假定的演练情景，按照预案流程和标准，讨论和推演突发应急状态下应急决策及现场处置的过程。桌面演练对演练情景进行口头演练，一般仅限于有限的应急响应和内部协调活动，通常在室内完成，调动资源较少，成本较低，主要目的是锻炼参练人员解决问题的能力和应急联动部门间相互协作、职责划分的问题。

（2）实战演练：实战演练是指参练人员利用应急处置涉及的设备和物资，针对事先设置的突发事件情景及其后续的发展情景，通过实际决策、行动和操作，在特定场所完成真实应急响应的过程。

2.按演练内容划分

（1）单项演练：单项演练是指只涉及应急预案中特定应急响应功能或现场处置方案中一系列应急响应功能的演练活动。注重针对一个或少数几个参与单位的特定环节和功能进行检验。

（2）综合演练：综合演练是指涉及应急预案中多项或全部应急响应功能的演练活动。注重对多个环节和功能进行检验，特别是对不同单位之间应急机制和联合应对能力的检验。

3.按目的与作用划分

（1）检验性演练：检验性演练是指为检验应急预案的可行性、应急准备充分性、应急机制的协调性及相关人员的应急处置能力而组织的演练。

（2）示范性演练：示范性演练是指为向观摩人员展示应急能力或提供示范教学，严格按照应急预案规定开展的表演性演练。

（3）研究性演练：研究性演练是指为研究和解决突发事件应急处置的重点、难点问题，试验新方案、新技术、新装备而组织的演练。

不同类型的演练相互结合，可以形成单项桌面演练、综合桌面演练、单项实战演练、综合实战演练、示范性单项演练、示范性综合演练等。

（三）演练组织与规划

1.演练组织　演练应在相关预案确定的应急领导机构或指挥机构领导下组织开展。演练组织单位要成立由相关单位领导组成的演练领导小组，通常下设策划部、保障部和评估组，对于不同类型和规模的演练活动，其组织机构和职能可以适当调整，可根据需要成立现场指挥部。

2.演练规划　演练组织单位要根据实际情况，并依据相关法律法规和应急预案的规定，制订年度应急演练规划，按照“先单项后综合、先桌面后实战、循序渐进、时空有序”等原则，合理规划应急演练的频次、规模、形式、时间、地点等。

（四）演练准备

1.制订演练计划

（1）确定演练目的，明确举办应急演练原因、演练要解决的问题和期望达到的效果等。

（2）分析演练需求，在对事先设定事件风险及应急预案进行认真分析的基础上，确定需调整的演练人员，需锻炼的技能、需检验的设备、需完善的应急处置流程和需进一步明确的职责等。

（3）确定演练范围，根据演练需求、经费、资源和时间等条件的限制，确定演练事件类型、等级、地域、参练机构及人数、演练方式等。演练需求和演练范围往往互为影响。

（4）安排演练准备与实施的日程计划，包括各种演练文件编写与审定的期限、物资器材准备的期限、演练实施的日期等。

（5）编制演练经费预算，明确演练经费筹措渠道。

2.设计演练方案（表4-2）

表4-2　演练方案的主要内容

内容	说明
确定演练目标	演练目标是需完成的主要演练任务及其达到的效果，一般说明“由谁在什么条件下完成什么任务，依据什么标准，取得什么效果”。演练目标应简单、具体、可量化、可实现。一次演练一般有若干项演练目标，每项演练目标都要在演练方案中有相应的事件和演练活动予以实现，并在演练评估中有相应的评估项目判断该目标的实现情况。
设计演练情景与实施步骤	演练情景要为演练活动提供初始条件，还要通过一系列的情景事件引导演练活动继续，直至演练完成。 ①演练场景概述：要对每一处演练场景概要说明，主要说明事件类别、发生的时间和地点、发展速度、强度与危险性、受影响范围、人员和物资分布、已造成的损失、后续发展预测、气象及其他环境条件等。 ②演练场景清单：要明确演练过程中各场景的时间顺序列表和空间分布情况，演练场景之间的逻辑关联（依赖于事件发展规律），控制消息，和演练人员收到控制消息后应采取的行动。
设计评估标准与方法	演练评估是通过观察、体验和记录演练活动，比较演练实际效果与目标之间的差异，总结演练成效和不足的过程。演练评估应以演练目标为基础，每项演练目标都要设计合理的评估项目、方法、标准。根据演练目标不同，可以用选择项（如是/否，多项选择）、主观评分（如1-差、3-合格、5-优秀）、定量测量（如响应时间、被困人数、获救人数等）方法进行评估。 为便于演练评估操作，通常事先设计好评估表格，包括演练目标、评估方法、评价标准和相关记录项等。有条件时还可以采用专业评估软件等工具。

（续表）

内容	说明
编写演练方案文件	演练方案文件是指导演练实施的详细工作文件，根据演练类别和规模的不同，演练方案可以编为一个或多个文件，编为多个文件时可包括演练人员手册、演练控制指南、演练评估指南、演练宣传方案、演练脚本等，分别发给相关人员。对涉密应急预案的演练或不宜公开的演练内容，还要制订保密措施。 ①演练人员手册：内容主要包括演练概述、组织机构、时间、地点、参练单位、演练目的、演练情景概述、演练现场标识、演练后勤保障、演练规则、安全注意事项、通信联系方式等，但不包括演练细节。可发放给所有参加演练的人员。 ②演练控制指南：内容主要包括演练情景概述、演练事件清单、演练场景说明，参练人员及其位置、演练控制规则、控制人员组织结构与职责、通信联系方式等。主要供演练控制人员使用。 ③演练评估指南：内容主要包括演练情况概述、演练事件清单、演练目标、演练场景说明、参练人员及其位置、评估人员组织结构与职责、评估人员位置、评估表格及相关工具、通信联系方式等。主要供演练评估人员使用。 ④演练宣传方案：内容主要包括宣传目标、宣传方式、传播途径、主要任务及分工、技术支持、通信联系方式等。 ⑤演练脚本：对于重大综合性示范演练，演练组织单位要编写演练脚本，描述演练事件场景、处置行动、执行人员、指令与对白、视频背景与字幕、解说词等。
演练方案评审	对综合性较强、风险较大的应急演练，评估组要对文案组制订的演练方案进行评审，确保演练方案科学可行，以确保应急演练工作的顺利进行。

3.演练动员与培训　在演练开始前要进行演练动员和培训，确保所有演练参与人员掌握演练规则、演练情景和各自在演练中的任务。

所有演练参与人员都要经过应急基本知识、演练基本概念、演练现场规则等方面的培训。对控制人员要进行岗位职责、演练过程控制和管理等方面的培训；对评估人员要进行岗位职责、演练评估方法、工具使用等方面的培训；对参练人员要进行应急预案、应急技能及个体防护装备使用等方面的培训。

4.应急演练保障　根据演练方式和内容做好必要的人员、经费、演练场地、物资和器材、通信、安全等保障。

（五）演练实施

1.演练启动　演练正式启动前一般要举行简短仪式，由演练总指挥宣布演练开始并启动演练活动。

2.演练执行

（1）演练指挥与行动：演练总指挥负责演练实施全过程的指挥控制。当演练总指挥不兼任总策划时，一般由总指挥授权总策划对演练过程进行控制。

按照演练方案要求，应急指挥机构指挥各参练队伍和人员，开展对模拟演练事件的应急处置行动，完成各项演练活动。

演练控制人员应充分掌握演练方案，按总策划的要求，熟练发布控制信息，协调参练人员完成各项演练任务。

参练人员根据控制消息和指令，按照演练方案规定的程序开展应急处置行动，完成各项演练活动。模拟人员按照演练方案要求，模拟未参加演练的单位或人员的行动，并做出信息反馈。

（2）演练过程控制：总策划负责按演练方案控制演练过程（表4-3）。

表4-3 演练过程控制

桌面演练过程控制	实战演练过程控制
①桌面演练活动主要是围绕所提出问题进行讨论。由总策划以口头或书面形式部署引入一个或若干个问题，参练人员根据应急预案及有关规定讨论应采取的行动。 ②在角色扮演或者推演式桌面演练中，由总策划按照演练方案发出控制消息，参练人员接收到事件信息后，通过角色扮演或模拟操作，完成应急处置活动。	①实战演练要通过传递控制消息来控制演练进程。总策划按照演练方案发出控制消息，控制人员向参练人员和模拟人员传递控制消息，参练人员和模拟人员接收到信息后，按照发生真实事件时的应急处置程序，或根据应急行动方案，采取相应的应急处置行动。 ②控制消息可由人工传递，也可以用对讲机、电话、手机、传真机、网络等方式传递，或者通过特定的声音、标志、视频等呈现。演练过程中，控制人员应随时掌握演练进展情况，并向总策划报告演练中出现的各种问题。

（3）演练解说：在演练实施过程中，演练组织单位可以安排专人对演练过程进行解说。解说内容一般包括演练背景描述、进程讲解、案例介绍、环境渲染等。对于有演练脚本的大型综合性示范演练，可按照脚本中的解说词进行讲解。

（4）演练记录：演练实施过程中，一般要安排专门人员，采用文字、照片和视频等手段记录演练过程。文字记录一般可由评估人员完成，主要包括演练实际开始与结束时间、演练过程控制情况、各项演练活动中参练人员的表现，意外情况及其处置等内容，尤其是要详细记录可能出现的人员“伤亡”（如进入“危险”场所而无安全防护，在规定的时间内不能完成疏散等）及财产“损失”等情况。照片和视频记录可安排专业人员和宣传人员在不同现场、不同角度进行拍摄，尽可能全方位反映演练实施过程。

（5）演练宣传报道：演练宣传组按照演练宣传方案做好演练宣传报道工作。认真做好信息采集、媒体组织、广播电视节目现场采编和播报等工作，扩大演练的宣传教育效果。对涉密应急演练要做好相关保密工作。

3.演练结束与终止　演练完毕，由总策划发结束信，演练总指挥宣布演练结束，演练结束后所有人员停止演练活动，按预定方案集合，进行现场总结、讲评，或者组织疏散保障部负责组织人员对演练现场进行清理和恢复。

演练实施过程中出现下列情况，经演练领导小组决定，由演练总指挥按照事先规定的程序和指令终止演练：①出现真实突发事件，需要参练人员参与应急处置时，要终止演练，使参练人员迅速回归其工作岗位，履行应急处置职责。②出现特殊或意外情况，短时间内不能妥善处理或解决时，可提前终止演练。

（六）演练评估与总结

1.演练评估　演练评估是在分析演练记录及相关资料的基础上，对比参练人员表现与演练目标要求，对演练活动及其组织过程做出客观评价，并编写演练评估报告的过程。所有应急演练活动都应进行演练评估。

演练结束后可通过组织评估会议、填写演练评价表和对参演人员进行访谈等方式，也可要求参练单位提供自我评估总结材料，进一步收集演练组织实施的情况。

演练评估报告的主要内容一般包括演练执行情况、预案的合理性与可操作性、应急指挥人员的指挥协调能力、参练人员的处置能力、演练所用设备装备的适用性、演练目标的实现情况、演练的成本效益分析、对完善预案的建议等。

2.演练总结　演练总结可分为现场总结和事后总结。

（1）现场总结：在演练的一个或所有阶段结束后，由演练总指挥、总策划、专家评估组长等在演练现场有针对性地进行讲评和总结。内容主要包括本阶段的演练目标，参演队伍及人员的表现、演练中暴露的问题、解决问题的办法等。

（2）事后总结：在演练结束后，由文案组根据演练记录、演练评估报告、应急预案、现场总结等材料，对演练进行系统和全面的总结，并形成演练总结报告。演练参与单位也可对本单位的演练情况进行总结。

演练总结报告的内容包括：演练目的，时间和地点，参练单位和人员，演练方案概要，发现的问题与原因，经验和教训，以及有关工作的改进建议等。

3.成果运用　对演练暴露出来的问题，演练单位应当及时采取措施予以改进，包括修改完善应急预案、有针对性地加强应急人员的教育和培训、对应急物资装备有计划地更新等，并建立改进任务表，按规定时间对改进情况进行监督检查。

4.文件归档与备案　演练组织单位在演练结束后应将演练计划、演练方案、演练评估报告、演练总结报告等资料归档保存。对于由上级有关部门布置或参与组织的演练，或者法律、法规、规章要求备案的演练，演练组织单位应当将相应资料报有关部门备案。

5.考核与奖惩　演练组织单位要注重对演练参与单位及人员进行考核。对在演练中表现突出的单位及个人，可给予表彰和奖励；对不按要求参加演练，或影响演练正常开展的，可给予相应批评。

案例回顾

引起该病的病毒以距教会医院几千米的一条小河名而被命名为埃博拉病毒。这是一起典型的突发传染病事件，在行动之前，还应询问相关诊断和临床特征、描述性流行病学、可能的病因、当地已开展的工作等相关问题。突发传染病事件的应对从预防与准备开始，接下来做好监测与预警，遵循现场调查步骤，针对传染源、传播途径和易感者做好预防控制措施，适时考虑事后的恢复与重建。

第五章 常见传染病护理

章前引言

近年来，在全球化背景下，传染病的流行对人类健康造成极大威胁。21世纪以来，全球范围内流行的传染病，如2003年SARS事件、2009年甲型H1N1流感事件、2015年寨卡病毒事件、2018年刚果埃博拉病毒事件、2019年新冠病毒事件等，已经成为严重的公共卫生事件，不仅对世界经济的发展造成巨大的影响，而且对公共卫生应急管理及疫情防控提出了严峻的挑战。新发的传染病和传统传染病的再暴发都是人类面临的巨大公共卫生挑战，传染病的防治不再是单纯的公共卫生议题，已经演化为一项重大国家和社会安全议题。

在预防和应对传染病流行和暴发事件中，医护人员发挥了越来越重要的作用。在国家和政府的支持下，与传染病有关的理论和实践探索均得到了迅速发展，专业护理已在疾病预防、控制疾病发展、促进患者转归等多维度发挥引领作用。因此，护士学习和了解有关传染病的理论知识，掌握传染病的发病规律、科学的消毒隔离及防治策略，对控制传染病的流行和暴发，促进公共卫生事业的发展具有重大的意义。

学习目标

1. 理解传染病的概念、分类及临床特征。
2. 识记呼吸道、肠道、虫媒和烈性传染病的临床表现和护理要点。
3. 识记传染病预防与控制的方法和种类。

思政目标

培养良好的职业价值感及爱岗敬业精神，在传染病防控工作中，能够挺身而出，提供专业照顾和人文关怀，以“全心全意为人民服务”为宗旨，实施“以患者为中心”的积极救治，预防传染病的暴发和控制疾病的发展，积极促进患者康复。

案例导入

金女士，24岁，本科学历。大学毕业后就职于上海某三甲综合性医院，已工作2年。新职工培训中，她接受了系统的医院感染培训及职业防护等培训课程，加上本科期间学习的传染病护理学知识，让她对感染的防控有了比较深刻的认识。2019年新冠疫情暴发后，她积极报名参加援鄂抗疫工作。随着疫情的不断扩散，医院组织医务人员学习了新冠疫情相关培训知识，使她进一步掌握了疫情的相关流行病学、消毒与隔离措施等。她积极配合病房护士长做好患者和家属的流调、收治、疫情防控与管理工作，还积极参加院内及院外的核酸检测志愿工作，同时还向周围的亲属朋友宣传新冠疾病的预防措施等。2020年9月，金护士由于积极参与疾病防控工作受到了单位的表彰。

思考题

作为一名病房护士，在传染性疾病的防治过程中应扮演何种角色，掌握哪些知识技能？

第一节 概述

一、传染病的概念与分类

（一）传染病的概念

传染病（communicable disease）是指由病原体引起的，能在人群间、动物间或人与动物间互相传播的疾病。临床所指的传染病是指由病原体引起的，在人群中传播并产生临床症状的一类疾病。引起传染病的病原体有细菌、病毒、衣原体、支原体、立克次体、螺旋体、真菌、原虫等。

（二）传染病的分类

我国法定传染病分为甲、乙、丙三类，共40种。此外，还包括国家卫健委决定列入乙类、丙类传染病管理的其他传染病，以及按照甲类管理开展应急监测报告的其他传染病。

1.甲类传染病　鼠疫，霍乱。

2.乙类传染病　新型冠状病毒，传染性非典型肺炎，艾滋病，病毒性肝炎，脊髓灰质炎，人感染高致病性禽流感，麻疹，流行性出血热，狂犬病，流行性乙型脑炎，登革热，炭疽，细菌性和阿米巴性痢疾，人感染H7N9禽流感，肺结核，伤寒和副伤寒，流行性脑脊髓膜炎，百日咳，白喉，新生儿破伤风，猩红热，布鲁氏菌病，淋病，梅毒，钩端螺旋体病，血吸虫病，疟疾。其中，传染性非典型肺炎、炭疽中的肺炭疽和人感染高致病性禽流感，采取甲类传染病的预防、控制措施。

3.丙类传染病　流行性感冒，流行性腮腺炎，风疹，急性出血性结膜炎，麻风病，流行性和地方性斑疹伤寒，黑热病，包虫病，丝虫病，手足口病，除霍乱、细菌性和阿米巴性痢疾、伤寒和副伤寒以外的感染性腹泻病。

4.其他　寨卡病毒病，鼻疽和类鼻疽，埃博拉出血热，中东呼吸综合征，诺如病毒急性胃肠炎，裂谷热，埃可病毒11型等。

（三）传染病的特征

1.基本特征

（1）病原体：每种传染病都有特异性的病原体，这些病原体可以是微生物，如细菌、病毒，也可以是寄生虫。

（2）传染性：传染性是传染病与其他感染性疾病的主要区别，传染病的传染性意味着病原体可以通过某种途径感染他人，因此需要隔离。

（3）流行病学特征：传染病的流行需要传染源、传播途径和易感人群，有这三个基本条件才能够构成传染和流行。

（4）感染后免疫：免疫功能正常的人在接触传染病原体之后，都能产生出针对这种病原体或者针对这种病原体毒素的特异性免疫，称为感染后免疫。感染后免疫产生的特异性抗体，有的具有保护性，如乙肝表面抗体；有的不具有保护性，只作为诊断这种疾病的依据，如艾滋病抗体。

2.临床特征

（1）病程发展：急性传染病的发生、发展和转归通常分为以下四个阶段。①潜伏期：从病原体侵入人体起至开始出现症状的时期。②前驱期：从起病至症状明显的时期。前驱期的临床表现通常是非特异性的，如头痛、发热、疲乏、食欲下降和肌肉酸痛等，一般持续1～3天。前驱期已具有传染性。③症状明显期：急性传染病患者度过前驱期后，如麻疹、水痘患者往往转入症状明显期。此期间该传染病所特有的症状和体征会有所表现，如具有特征性的皮疹、黄疸、肝脾肿大和脑膜刺激征等。④恢复期：当机体的免疫力增长至一定程度，体内病理生理过程基本终止，患者的症状及体征基本消失，临床上称为恢复期。在此期间，病原体尚未能被完全清除，但食欲和体力均逐渐恢复。

（2）临床常见症状

1）发热：大多数传染病都可引起发热，如流行性感冒、结核病、疟疾和新冠等。热型是传染病的重要特征之一，具有鉴别诊断意义。较常见的热型有：①稽留热：体温升高超过39℃且24小时内相差不超过1℃，可见于伤寒、斑疹伤寒等的极期。②弛张热：24小时内体温相差超过1℃，但最低点未达到正常水平，可见于败血症、伤寒（缓解期）、肾综合征出血热等。③间歇热：24小时内体温波动在高热与正常体温之下，可见于疟疾、败血症等的极期。④回归热：高热持续数天后自行消退，但数天后又再出现高热，可见于布鲁菌病等。⑤不规则热：发热者体温曲线无一定规律，可见于流行性感冒、败血症等。

2）发疹：许多传染病在发热的同时伴有发疹，出疹时间、部位和先后次序对诊断和鉴别诊断有重要参考价值。皮疹的形态可分为四大类：①斑丘疹：多见于麻疹、登革热、风疹、伤寒。②出血疹：多见于肾综合征出血热、登革热和流行性脑脊髓膜炎等。③疱疹：多见于水痘、单纯疱疹和带状疱疹等病毒性传染病。④荨麻疹：可见于病毒性肝炎。

3）毒血症状：病原体的各种代谢产物可引起除发热以外的多种症状，如疲乏，厌食，头痛，肌肉、关节和骨骼疼痛等，有时还可引起多器官功能的损伤。

4）免疫系统反应：在病原体及其代谢产物的作用下，可出现肝、脾和淋巴结肿大。

（3）特异性表现：某些病原体感染后出现比较典型的临床表现，而其他疾病一般不具有这些典型的症状。如咳嗽、咯血多见于肺结核患者；腹泻多见于霍乱、细菌或阿米巴痢疾、伤寒等；生殖系统感染症状多见于淋病、艾滋病、梅毒等。有些传染病还会出现较为典型的口腔症状表现，如草莓舌见于猩红热，口腔麻疹黏膜斑见于麻疹，咽喉部出现厚的黄白色假膜见于白喉等。

3.影响因素　传染病的流行过程受自然因素、社会因素和个人行为因素的影响。

（1）自然因素：自然环境中的各种因素，包括地理、气象和生态等，对传染病流行过程的发生和发展都有重要影响。传染病疫情暴发与季节及气候变化密切相关。

（2）社会因素：包括社会制度、经济状况、生活条件和文化水平、当地医疗卫生体系等，对传染病流行过程有重大影响。

（3）个人行为因素：人类自身不文明、不科学的行为和生活习惯，也有可能造成传染病的发生与传播，这些行为和习惯往往体现在旅游、猎杀和食用野生动物、集会、日常生活、豢养宠物、实验室病毒泄漏等过程中。

二、传染病的流行现状

（一）全球传染病流行现状

经过全球人民的共同努力，世界各国在预防和控制传染病方面取得了显著的成绩。世界卫生组织于1980年宣布国际监测传染病——天花已在全世界范围内根除。然而，近年来传染病出现了新的形势，主要体现在“新发传染病不断涌现，旧发传染病死灰复燃”，2019年底席卷全球的新型冠状病毒（coronavirus disease 2019，COVID-19）等对全球人类健康及经济均造成了巨大的损害。深度全球化时代，新型传染病普遍具有全球性传播的特征，具体表现为以动物为主要传染源，传播方式更具有多样性，传播速度快、流行范围广等。由于现代医学对新发传染病认识不足，缺乏基线研究，其流行趋势很难预测，早期发现确诊较为困难，在快速应对救治方面尚未形成国际专家共识。因此，新发传染病对当今人类社会更具威胁性。

（二）我国传染病流行现状及防控

1.我国传染病流行现状　据国家统计局最新公布的2020年报告，我国传染病发病数居前五位的病种依次为病毒性肝炎、肺结核、梅毒、淋病以及新型冠状病毒。在重大传染病中，病毒性肝炎、肺结核、梅毒每年仍有较大的增长趋势，2020年新型冠状病毒由于其强烈的传染性，其发病患者数已赶超艾滋病，一跃成为排名第五的传染病病种。新发传染病受人类活动和社会因素影响，传播能力和致病力强，社会影响更大。

2.近年来我国传染病防控成效　新中国成立初期，由于自然环境灾害、社会经济及医疗保障条件落后等多种因素，传染病发病、患病、死亡率都较高。鼠疫、霍乱、天花等烈性传染病经常暴发。1955年原国家卫生部印发了《传染病管理办法》，初次将甲乙类传染病纳入依法管理。20世纪80年代开始，我国经济迅猛发展，传染病管理法制建设也得到了快速发展，《中华人民共和国传染病防治法》的颁布和实施，全面推动了我国传染病防治和免疫接种工作的推广和落实。20世纪90年代，中国与世界卫生组织、联合国儿童基金会等组织广泛合作，计划免疫的实施和推广应用有效控制和降低了我国传染病发病率。与此同时，与健康相关的基础设施全面改善，伤寒、霍乱、鼠疫、疟疾等烈性传染病在我国下降至历史最低水平。

2003年初，中国突发严重急性呼吸综合征（severe acute respiratory syndrome，

SARS），我国为此迅速制定和颁行了《突发公共卫生事件应急条例》，完善了重大传染病疫情的法律法规。2004年修订了《传染病防治法》，除了规定甲、乙、丙三类传染病管理方法，还细化了不明原因传染病的报告流程和制度。2019年底暴发的COVID-19具备传染性强、传播速度快、传播途径多样等特点，由于有了SARS的防控与救治经历，中国很快掌握了病毒的病原学结构、传播链、救治方案，疫苗的快速研发在新冠的救治和防控上取得了重大的成效。

（三）流行强度

指传染病在人群中连续发生造成不同程度蔓延的特性，从弱至强可分为散发、暴发、流行和大流行。

1.散发（sporadic occurrence） 指某传染病在某地的常年发病情况处于常年一般发病率水平，常用于描述一些控制较好的传染病，如纳入计划免疫内的传染病——麻疹、风疹、腮腺炎等。

2.暴发（outbreak） 指在某一局部地区或集体单位中，短期内突然出现许多同一疾病的患者，常因共同接触同一致病因子或同一传播途径所引起，如某单位出现流行性感冒等。

3.流行（epidemic） 指当某病发病率显著超过该病常年发病率水平或为散发发病率的数倍，如冬春季全国范围内出现超过往年水平的流行性感冒病例。

4.大流行（pandemic） 当某病在一定时间内迅速传播，波及全国各地，甚至超出国界或洲境时称为大流行，或称世界性流行，如2003年的传染性非典型肺炎全球大流行，2019年的新型冠状病毒全球大流行。

三、传染病的预防与控制

（一）传染病的预防

需从传染病的传染源、传播途径和易感人群三个基本环节着手阻断传染病的流行。

1.管理传染源 传染源是指体内有病原体生存、繁殖并能将病原体排出体外的人和动物，包括患者、隐性暴露感染者、病原携带者和感染动物。

（1）传染病患者：一旦发现传染病患者或疑似患者，应立即隔离治疗。隔离措施与期限依据传染病种类及病原体的特点决定。疑似患者确诊前在指定场所单独隔离治疗；对医疗机构内的患者、病原携带者，在指定场所进行医学观察和采取其他必要的预防措施。

（2）传染病接触者：是指与传染源发生过接触的健康人。对接触者应采取医学观察、隔离与健康防护，防止接触者成为传染源而扩大疾病传播。对接触者的管理期限是自最后接触之日算起，至该病的最长潜伏期止。

（3）病原携带者：是指感染病原体后无临床症状但能排出病原体的人。应尽可能地在人群中检出病原携带者，特别是接触食品制作、运输人员、服务于老幼病残人群的服务保健人员，应做好定期体检，及早发现，及早治疗及调换工作。

（4）动物传染源：有经济价值的家禽、家畜，应尽可能给予治疗，必要时宰杀后加以消毒处理。与人畜共患传染病有关的野生动物、家畜家禽，经检疫合格后，方可出售、运输。

2.切断传播途径　传播途径是指病原体从传染源排出后，侵入新的易感宿主前，在外界环境中所经历的全过程。目前常见的传播途径有：①水平传播，包括呼吸道传播、消化道传播、接触传播、虫媒传播、血液/体液传播、医源性感染。②垂直传播，也称母婴传播或围生期传播。

根据不同传播途径采取相应的隔离与消毒措施：①呼吸道传播疾病，如流行性感冒、新型冠状病毒，应加强空气消毒，预防患者的飞沫和鼻咽分泌物等介质传播，严密做好呼吸道隔离措施。②消化道传播疾病，如伤寒、菌痢、甲型肝炎、戊型肝炎、阿米巴病等，单病种集中隔离，并加强床边隔离措施，同时管理好水源和食物。③接触传播疾病，如钩端螺旋体病、血吸虫病和钩虫病应做接触隔离。④虫媒传播疾病，如乙脑、疟疾、斑疹伤寒、回归热，病室应有纱窗、纱门，做到防蚊、防蝇、防螨、防虱。⑤血液/体液传播疾病，如乙型肝炎、丙型肝炎及获得性免疫缺陷综合征，应注意一个病房内只住同种病原体感染的患者。

3.保护易感人群

（1）提高非特异性免疫力：非特异性免疫力又称天然免疫或固有免疫，是机体在长期的种系发育和进化过程中，不断与外界侵入的病原微生物及其他抗原异物接触与相互作用中，逐渐建立起来的一系列防卫机制，是特异性免疫的基础。在抗感染免疫中，首先起作用的是非特异性免疫。提升人群非特异性免疫力包括改善营养、锻炼身体和提高生活水平等，在传染病流行期间应注意保护好易感人群，避免与患者接触，对职业性感染可能的高危人群，应及时给予预防性措施，一旦发现职业性接触，立即进行有效预防或服药。

（2）提高特异性免疫力：特异性免疫又称获得性免疫。提升人群特异性免疫力指采取有重点的预防接种，其引发的特异性免疫应答可精准打击病原体，迅速建立免疫屏障，减少疾病侵袭。2021年新型冠状病毒疫苗问世，但由于地区发展水平各异，全球接种率仅达47.9%，世界卫生组织正致力于增加疫苗剂量，维护全球疫苗公平。

（二）传染病的控制

1.流行病学调查

（1）个人基本信息：包括姓名、身份证号码、联系方式、家庭住址、家庭成员等。

（2）健康状况：近期是否有不适症状、病原学检测情况。

（3）近期行程：包括14天内具体行程、交通工具、接触过谁（与谁共同生活、学习、工作、娱乐或其他近距离接触、是否采取了有效防护措施）。

（4）其他对疾病防控有用的信息，不涉及金融信息。

2.隔离　指采用各种方法、技术，防止病原体从患者及携带者传播给他人的措施。

（1）隔离要求

1）标准预防：针对医院所有患者和医务人员采取的一组预防感染措施。包括：①手卫生。②根据预期可能的暴露选用手套、隔离衣、口罩、护目镜或防护面屏，以及安全注射。③穿戴合适的防护用品处理患者环境中污染的物品与医疗器械。

2）在标准预防的基础上，根据传染病的传播途径，结合实际情况，制订相应的隔离与预防措施（详见后面章节）。

3）隔离病房应有明确的标识，并做到出入限制。使用不同颜色的隔离标识：黄色为空气隔离，粉色为飞沫隔离，蓝色为接触隔离，红色为血液/体液隔离，棕色为肠道隔离。

4）传染病患者或可疑患者应安置在单人隔离间，若受条件限制，同种病原体感染的患者可安置在同一间病室。

5）隔离患者的物品应专人专用，定期清洁与消毒，患者出院或转院、死亡后应进行终末消毒。

6）接触隔离患者的工作人员，应按照隔离要求，穿戴相应的隔离防护用品，如穿隔离衣、戴医用外科口罩、手套等，并进行手卫生。接触不同传播途径感染时医务人员个人防护用品的选择见表5-1。

表5-1 接触不同传播途径感染时医务人员个人防护用品的选择

传播途径	个人防护用品类别							
	帽子	外科口罩	医用防护口罩	护目镜或防护面屏	手套	隔离衣	防护服	鞋套或防水靴
接触传播预防措施	+	±[a]	−	±[a]	+	±[b]	−	±[c]
飞沫传播预防措施	+	+	±	+	+	+	±[d]	±[c]
空气传播预防措施	+	−	+	+	+	+	±[d]	±[c]

注：“+”指需采取的防护措施；“±”指根据工作需要可采取的防护措施。
a 预计可能出现血液、体液、分泌物、排泄物喷溅时使用。
b 大面积接触患者或预计可能出现血液、体液、分泌物、排泄物喷溅时使用。
c 接触霍乱、SARS、人感染高致病性禽流感、埃博拉病毒病等疾病时按需使用。
d 为疑似或确诊感染经空气传播疾病的患者进行产生气溶胶操作时，接触SARS、人感染高致病性禽流感、埃博拉病毒病等疾病时按需使用。

摘自 WS/T 591-2018，医疗机构门急诊医院感染管理规范

（2）隔离种类

1）严密隔离：适用于传染性强或传播途径不明的疾病，如鼠疫、霍乱、新冠等烈性传染病。隔离措施：①患者住单人房间，室内物品应尽可能简单且耐消毒，门口挂有醒目标志，患者不得离开病室，不得随意开启门窗，禁止探视。②室内空气、地面及距地面2m以下的墙壁、家具，每日消毒1次。③进入病室，必须戴口罩、帽子，穿隔离衣、隔离鞋，戴手套。④物品一经进入病室即视为污染，均应严格消毒处理，污染的敷料装袋标记并送焚烧处理。⑤患者出院或死亡后，病室及其一切用物应严格消毒。

2）呼吸道隔离：适用于如百日咳、白喉、流行性感冒、病毒性腮腺炎、流行性脑脊髓膜炎、新冠等。隔离措施：①应减少转运，如需转运，应注意其他人员的防护。②患者病情容许且能耐受时应戴外科口罩，并定期更换，同时执行呼吸道卫生/咳嗽礼仪。③限制患者活动范围。患者之间、患者与探视者之间保持1m以上距离，探视者应戴外科口罩。④医务人员应严格按照区域流程，在不同区域正确穿脱不同的防护用品。⑤患者出院或死亡后，病室及其一切用物应严格消毒。

3）消化道隔离：适用于病原体通过污染食物、食具、手及水源，并经口引起传播的疾病，如病毒性肝炎、伤寒、细菌性痢疾等。隔离措施：①不同病种患者应尽可能分室收住，如同住一室，两床相距不少于2m；同时，做好相应隔离标识。②患者的食具、便器、呕吐物、排泄物须严密消毒。③病室地面、家具每日经消毒液喷洒或擦拭。④患者之间不得接触或交换生活用品、书报等。

4）接触隔离：适用于经接触传播疾病，如钩端螺旋体病、血吸虫病和钩虫病，手足皮肤接触疫水可直接造成经皮肤传播，也可因饮用疫水造成肠道感染；多重耐药菌感染、皮肤感染及有皮疹的患者，可因接触造成病原菌侵入皮肤引起疾病。隔离措施：①安置患者于单人病房，条件有限时可将感染或定植相同病原体的患者安置在同一病房，床间距≥1m，并拉上病床边的围帘。同时做好相应隔离标识。避免与感染后可能预后不良或容易传播感染的患者安置于同一病房。②限制患者活动范围，减少转运，如需转运应采取有效措施，减少污染。③接触隔离患者的血液、体液、分泌物、排泄物等物质时，应戴手套。④病房环境表面，尤其是频繁接触的物体表面，应经常清洁消毒，每班至少一次。

5）血液、体液隔离：适用于病原体通过血液、体液（引流物、分泌物）等传播的疾病，如乙型、丙型、丁型肝炎及艾滋病等。隔离措施：①同种患者可居一室，必要时单独隔离。②注射器、针头、输液器、侵入性导管等须严格按"一人一针一管一巾"的要求，进行各项检查、治疗及护理。③污染的用物应装入有标记的袋中，进行销毁或消毒处理；污染的室内物品或物体表面，应立即用消毒液擦拭或消毒处理。④接触血液、体液时，应穿隔离衣、戴手套；护理可能产生血液、体液及分泌物飞溅或飞沫的患者时，应戴上口罩、防护镜或面罩，严格执行手卫生。⑤所采集的标本应有醒目标志。

6）媒介动物隔离：适用于以昆虫、鼠类为媒介而传播的疾病，如乙型脑炎、流行性出血热、疟疾、斑疹伤寒等。隔离措施：①病室有防蚊设备及灭蚊措施。②经虱蚤类传播疾病，患者需经灭虱、沐浴更衣后才能进入病室。③经螨类传播疾病，患者除淋浴更衣后入病室，其衣服用煮沸或高压蒸汽消毒灭螨。患者的被褥等需勤晒。④做好防鼠、灭鼠工作。

7）保护性隔离：适用于抵抗力低或极易感染的患者，如严重烧伤、白细胞减少或缺乏、白血病及免疫缺陷患者等。隔离措施：①设单间隔离室，患者住单间病室。②医务人员进入病室应戴帽子、口罩、手套，穿隔离衣及拖鞋。③严格执行手卫生。④进入隔离室的物品需经消毒处理。⑤室内空气、地面、家具等均应严格消毒并通风换气。⑥尽量避免探视，如需探视应采取相应的隔离措施。

2. 消毒　消毒是指消除或杀灭传播媒介上的病原微生物，使其达到无害化的处理。落实消毒技术规范是切断传染病传播途径，也是控制新发传染病流行，阻止疫情蔓延的有效预防措施。

（1）消毒分类

1）预防性消毒是指在没有明确传染源存在时，对可能受到病原体污染的场所和物品进行的消毒。

2）疫源地消毒是指对疫源地内污染的环境和物品的消毒。疫源地是传染源排出的病原微生物所能波及的范围。疫源地消毒包括：①随时消毒，有传染源存在时，对其排出的病原体可能污染的环境和物品及时进行的消毒。②终末消毒，传染源离开疫源地后进行的彻底消毒。

（2）常用消毒灭菌方法：①物理消毒法，包括紫外线消毒、高压蒸汽灭菌、等离子、煮沸法、巴氏消毒法等。②化学消毒法，包括含氯消毒剂、氧化消毒剂、醛类消毒剂、杂环类气体消毒剂、碘类消毒剂、醇类消毒剂等其他消毒剂。

3.治疗　治疗传染病的目的不仅在于促进患者的康复，还在于控制传染源，防止进一步传播。要坚持综合治疗的原则，即治疗与护理、隔离与消毒并重，一般治疗、对症治疗与病原治疗并重。

（1）一般治疗

1）隔离和消毒：根据患者所患传染病的传播途径和病原体排出方式执行隔离和消毒方法。“隔离”与“消毒”的具体内容见前。

2）护理：保持病室安静清洁，空气流通，光线充沛，温度适宜，使患者保持良好的休息状态。对休克、出血、昏迷、窒息、呼吸衰竭、循环障碍等患者有专项特殊护理。

3）心理治疗：医护人员良好的服务态度、工作作风、对患者的关心和鼓励是心理治疗的重要组成部分，心理治疗有助于提升患者战胜疾病的信心。

（2）对症治疗：对症治疗不但有减轻患者痛苦的作用，而且可通过调节患者各系统的功能，达到减少机体消耗、保护重要器官、使损伤降至最低的目的。如在患者高温时采取的各种降温措施，颅内压升高时采取脱水疗法，抽搐时采取镇静措施，昏迷时采取恢复苏醒措施，心力衰竭时采取的强心措施，休克时采取的改善微循环措施，严重毒血症时采用肾上腺糖皮质激素疗法等，使患者度过危险期，促进康复。

（3）病原治疗：病原治疗亦称特异性治疗，是针对病原体的治疗措施，常用药物有抗生素、化学治疗制剂和血清免疫制剂。

1）抗菌治疗：针对细菌和真菌的药物主要为抗生素和化学制剂。应尽早确立病原学诊断，熟悉选用药物的适应证、抗菌活性、药代动力学特点和不良反应，再结合患者的生理、病理、免疫等状态合理用药。

2）抗病毒治疗：①广谱抗病毒药物，如利巴韦林，可用于病毒性呼吸道感染、疱疹性角膜炎、肾综合征出血热以及丙型肝炎的治疗，②抗RNA病毒药物，如奥司他韦，对甲型H5N1及H1N1流感病毒感染均有效。③抗DNA病毒药物，如阿昔洛韦，常用于疱疹病毒感染，更昔洛韦对巨细胞病毒感染有效，核苷酸药物（如拉米夫定、替比夫定等）是目前常用的抗乙型肝炎病毒药物。

3）抗寄生虫治疗：原虫及蠕虫感染的病原治疗常用甲硝唑，氯喹是控制疟疾发作的传统药物，青蒿素类药物同样在疟疾治疗中发挥重要作用。

4）免疫治疗：抗毒素用于治疗白喉、破伤风、肉毒中毒等外毒素引起的疾病，治疗前需做皮肤试验，因其属于动物血清制剂，容易引起过敏反应，必要时可以用小剂量逐渐递增的脱敏方法。

四、护士在传染病防治中的作用

医院感染的预防和控制工作渗透在护理工作的各个环节，护士在传染病防治中扮演着多种角色，是预防和控制医院感染的主力。

1.照顾者　随着世界卫生组织对健康定义的更新，护士对于患者的健康照护也从传统意义上的疾病护理转变为身体-心理-社会护理。传染病患者的照护会触及生活隐私、社会人际关系等，作为健康照顾者，护士需要提供专业照顾，促进患者身体康复。作为传染病专科护士，需要掌握隔离消毒原则，具有扎实的应急救治技能，熟悉传染病的救治工作；需要有细致、专业、高效的专业护理水平，密切关注患者的病情变化，根据病情的轻重程度进行分级护理，给予重症患者个性化的密切照护，积极参与治疗和抢救工作，防止疾病传播的同时做好生命体征的监护及康复护理工作。

2.教育者　患者对传染病的了解和防控方法均存在不确定性，需要护士实施有效的健康教育，帮助其提高主动参与意识和自我防护能力。而且，由于疾病的传染性易造成患者的病耻感、对隔离的不理解及对疾病预后的担忧，患者会出现恐惧、焦虑、抑郁等不良情绪，护士应适时开展相关健康教育讲座和心理辅导，提供心理支持及人文关怀，帮助患者树立战胜疾病的信心并配合参与传染病的防控工作。

3.管理者　护士对医院感染控制的管理始终贯穿于护理工作全过程。①对人的管理：一是对传染病患者及家属的管理，防治传染性疾病播散；二是对基层护理人员的管理，包括手卫生、标准预防和传染病防治管理。②对物的管理：严格按照消毒隔离制度要求，做好各种重复使用物品的清洗、消毒、保管工作；同时加强传染病药品存放和使用的管理。③对环境的管理：加强病区环境管理，营造整洁、舒适、安静的病房环境，同时做好病区各区域地面、台面、空气等环境的消毒隔离工作，以确保诊疗环境安全。

4.监测者　护士在医院感染控制中还承担着监控的重要职责，包括各项医院感染控制制度的落实执行、监测，监控病房感染病例的发生、登记及随时与院感科联系，掌握医院感染的流行特征和影响因素，及时采取针对性控制措施。

5.其他角色　除上述所描述的角色外，护士在传染病防治中还承担着学习者、研究者、宣传者和代言者等角色。

第二节　呼吸道传染病

一、概述

（一）定义

呼吸道传染病（respiratory infection diseases）指病原体从人体的鼻腔、咽喉、气管和支气管等呼吸道感染侵入而引起的传染性疾病。

（二）分类

相关病原体主要包括病毒、细菌、真菌、支原体及衣原体等。据此可分为以下几类。

1.病毒引起的呼吸道传染病

（1）流行性感冒病毒（influenza virus）：简称流感病毒，分为甲（A）、乙（B）、丙（C）型，其中甲型流感病毒宿主范围广，可感染人及哺乳动物类，抗原具有高度变异性，是引起人类流感流行最重要的病原体。

（2）冠状病毒（coronavirus）：在分类上属于冠状病毒科冠状病毒属，是呼吸道感染的主要病原体之一，2003年暴发的非典疫情及2019年大流行的新冠疫情的病原体是两种新型的冠状病毒，分别被称为SARS冠状病毒及新型冠状病毒。

（3）麻疹病毒（measles virus）：是麻疹的病原体。麻疹曾是儿童时期最常见的急性传染病，自从麻疹减毒活疫苗接种以来，国内外麻疹的发病率显著下降。

（4）风疹病毒（rubella virus）：是引发风疹的病原体，呈全球分布。春季是流行高峰，如在怀孕早期感染风疹病毒，则会影响胎儿发育，导致严重后果。

2.细菌引起的呼吸道传染病　细菌从患者或带菌者的痰液、唾液飞沫散播到附近的空气中，经呼吸道途径感染他人。细菌引起的呼吸道传染病主要为结核分枝杆菌和麻风分枝杆菌。结核分枝杆菌（M.tuberculosis）常通过呼吸道、消化道和受损皮肤黏膜入侵易感机体，引发肺结核。

3.其他病原体引起的呼吸道传染病　支原体和衣原体是介于细菌、病毒之间的一种病原微生物，两种病原体可同时感染，亦可单独存在，常引起支原体或衣原体肺炎，导致人体出现反复高烧、咳嗽、咳痰等呼吸道症状。

二、流行病学特点

（一）发病阶段

尽管不同疾病临床表现不一，但呼吸道传染病从发生、发展至恢复多呈阶段性，一般分为四期。

1.潜伏期　该期相当于病原体在体内繁殖、转移、定位，引起组织损伤和功能改变，导致临床症状出现之前的整个过程。各类传染病的潜伏期长短不一，同一种传染病的潜伏期可有一个相对不变的限定时间（最短时间至最长时间），并呈常态分布，呼吸道传染病潜伏为1～14天，多为3～7天。有些传染病在潜伏期已经具备传染性，如流行性感冒等。了解疾病的潜伏期有助于传染病的诊断、确定检疫期限和协助流行病调查。

2.前驱期　从起病至该病出现明显症状为止的一段时间称为前驱期，一般为病初的1～7天，持续约1～3天。该期症状属于非特异性的全身反应，起病急，常以发热为首发症状，可伴有头痛、关节肌肉酸痛、乏力，部分患者可出现干咳、胸痛、腹泻等症状。起病急骤者可无此期表现。多数传染病在本期已有较强传染性，如麻疹、风疹、肺结核等。

3.症状明显期　多发生在病程的8～14天。在此期病情逐渐加重而达到顶峰，出现呼吸道传染病的特异性症状，患者发热及感染中毒症状持续存在，肺部病变进行性加重，表现为胸闷、气促、呼吸困难。咳嗽、咳痰2周以上或咯血，应警惕肺结核。本期传染性较强且易产生并发症，如流行性感冒易并发肺炎及脑膜炎，肺结核患者常因咯血突发窒息、失血性休克或肺不张。

4.恢复期　症状明显期过后，体温逐渐下降，患者的临床症状缓解，肺部病变开始吸收，但病原体还未完全清除，易复发或再燃，患者的传染性仍在持续，多数患者经2周左右的恢复可达到出院标准。该期结束后，机体功能可能仍长期未能恢复，如流行性脑脊髓膜炎恢复期会出现耳聋、失明、动眼神经麻痹、瘫痪、智力或性情改变、精神异常等后遗症。

（二）感染与传播

1.传染源　呼吸道传染病的传染源主要包括下列两类：①患者是大多数传染病重要的传染源，发病初期传染性最强。个别患者可成为“超级传播者”，造成数十人或上百人感染。慢性感染患者可长期排出病原体，成为长期传染源。②隐性感染者是指由于无任何症状、体征不易被发现的一类人群。在某些传染病中，如流行性脑脊髓膜炎、脊髓灰质炎等，隐性感染者在病原体被清除前是重要的传染源。

2.传播途径　呼吸道传染病最常见的传播途径为呼吸道传播及接触传播。

（1）呼吸道传播：病原体存在于空气中的飞沫或气溶胶（aerosol state）中，易感者吸入时获得感染，常见于麻疹、白喉、水痘、肺结核、禽流感和传染性非典型肺炎等。①飞沫传播：是呼吸道传染病最主要的传播方式，即通过与患者近距离接触，吸入患者咳出的含有病毒颗粒的飞沫继而感染。②气溶胶传播：是造成医院内和社区传染病暴发的传播途径，即在人群密集或通风不良的密闭空间通过气溶胶颗粒在空气中传播引起感染。

（2）接触传播：即经口腔、鼻腔、眼睛等黏膜直接或间接接触感染，接触被病毒污染的物品或日常生活中的密切接触造成感染，常见于麻疹、水痘、白喉、流行性感冒等。

3.人群易感性　人群对呼吸道传染病普遍易感，高危人群包括儿童、老年人、慢性心肺功能不全者、孕妇、免疫功能低下者、营养不良者及过度劳累者等。对某种传染病缺乏特异性免疫力的人称为易感者（susceptible person），易感者在某一特定人群中的比例决定了该人群的易感性。在普遍推行人工主动免疫的情况下，可把某种传染病的易感性水平始终保持很低，从而阻止其发生周期性流行。

（三）流行过程

纵观传染病的发展史，呼吸道传染病从未间断或消失，且一直是中低收入国家面临的巨大挑战。随着全球经济、政治及自然气候等不断演化，人类正处于新旧呼吸道传染病的双重夹击中，呼吸道传染病呈现“新发传染病不断涌现，旧发传染病死灰复燃”的态势。世界卫生组织发布的《2019年全球卫生估计报告》显示，呼吸道传染病已位列全球第四大死亡原因，成为最致命的传染病。

2004—2018年，全国主要呼吸道传染病的发病率先下降后上升，从2004年的104.99/10万下降至2015年的98.89/10万，后上升至2018年的138.52/10万。男性发病率高于女性，呼吸道传染病的主要发病人群为青少年和儿童。其中，麻疹、百日咳的主要发病人群是10岁以下的新生儿和儿童，占比分别为64.06%和96.77%；猩红热和流感在1～10岁儿童中的发病人数最多，占比分别为89.46%和42.44%；流行性腮腺炎和风疹主要发生在1～19岁的儿童和青少年中，占比分别为90.86%和76.10%；肺结核主要发生在20岁以上成年人中，且各年龄段的发病人数相对平均。

我国呼吸道传染病具有地域性。肺结核主要集中在华中、华南、西南和西北地区；流感在2016年后的发病率上升，主要发生在华北、华东、华中和华南地区；百日咳呈散发态势，流行率较低，近年有复燃趋势：猩红热的发病率在华北、东北和西北地区有所上升：流行性腮腺炎得到有效防控，华中、华南近年来成为主要的发病地区；风疹和麻疹近年来在全国各地均得到有效控制。

综上，呼吸道传染病具有病原种类多样、传播迅速、覆盖广泛、传染性强、人群普遍易感的特点，易造成全球大流行。加强生态系统和流行病学监测是疾病防控的关键，早发现、早诊断、早隔离、早治疗是疾病防控的重点。

三、临床表现

主要表现为上呼吸道感染症状，可累及全身。

（一）呼吸道表现

一般以上呼吸道感染症状为首发，轻者表现为鼻塞、流涕、咳嗽、咳痰、咽痛，重者可出现剧烈咳嗽、脓痰、血痰或伴有胸痛；呼吸频率加快、气短、胸闷等。随着疾病进展可并发肺炎，可出现呼吸困难、口唇发绀等。

（二）全身表现

继上呼吸道感染症状后，患者可出现发热、头痛、肌肉酸痛、乏力，偶有呕吐、腹泻。少数患者病情进展迅速，出现呼吸衰竭、多脏器功能不全或衰竭，可加重原有基础疾病，呈现相应的临床表现。严重者可有神志改变，表现为反应迟钝、嗜睡、躁动、惊厥等，或伴有严重呕吐、腹泻，出现脱水表现甚至死亡。

（三）实验室及其他检查

实验室检查对传染病的诊断具有特殊意义，因为病原体的检出或被分离培养可以直接形成诊断，而免疫学检查亦可提供重要根据。

1.血液学检查

（1）外周血常规检查：白细胞总数显著增多，常见于化脓性细菌感染，如流行性脑脊髓膜炎和猩红热等；病毒性感染时，白细胞总数通常减少或正常，如流行性感冒发病早期，外周血白细胞总数正常或减少，淋巴细胞计数减少。

（2）血生物化学检查：部分患者出现低钾血症，少数患者肌酸激酶、天冬氨酸氨基转移酶、丙氨酸氨基转移酶和乳酸脱氢酶水平升高。重型、危重型患者可见D-二聚体升高、外周血淋巴细胞进行性减少、炎症因子升高。

2.病原学检查　病毒引起的呼吸道传染病难以直接分离出病原体，一般需要细胞培养，采用RT-PCR和（或）NGS方法在鼻咽拭子、痰和其他下呼吸道分泌物、血液、粪便、尿液等标本中可检测出病毒，一般检测下呼吸道标本（痰或气道抽取物）更加准确。

3.特异性抗体检查　特异性IgM型抗体的检出有助于现存或近期感染的诊断，特异性IgG型抗体的检出还可以评价个人及群体的免疫状态。特异性抗体检测方法很多，其中酶标记技术具有特异性强、灵敏度高、操作简便、重复性好等优点，因此最为常用。

4.影像学检查　病毒引发的呼吸道传染病早期肺部X线检查呈现多发小斑片影或肺纹理增粗，出现间质改变，进而发展为双肺多发磨玻璃影、浸润影。细菌引发的呼吸道传染病肺部X线影像可呈多形态表现，即同时呈现渗出、增殖、纤维和干酪性病变，可伴有钙化。肺结核肺部X线影像呈现球形病灶时直径多小于3cm，周围可有卫星病灶。

四、治疗与护理

（一）治疗

1.一般治疗　卧床休息，多饮水，注意营养。密切观察和监测并发症。高热者给予解热镇痛药，必要时使用止咳祛痰药物。

2.抗病毒治疗

（1）离子通道抑制剂：金刚烷胺可阻断病毒吸附宿主细胞，抑制病毒复制。该药易产生耐药性，不良反应主要有头晕、失眠、共济失调等神经精神症状。

（2）神经氨酸酶抑制剂：奥司他韦能特异性抑制甲型、乙型流感病毒，减少疾病传播，应及早服用。

（二）护理

1.病情观察　观察患者有无发热以及咳嗽、气喘等呼吸道症状，每日做好体温、体征等身体状况监测。高热患者应做好口腔与皮肤护理，预防压力性损伤，大量出汗者勤换衣服。高热、谵妄、神志不清者要加强监护，防止跌倒。观察末梢循环和尿液情况，若出现高热而四肢末梢发冷、发绀等提示病情加重，应及时通知医生，注意观察有无抽搐、休克等并发症。

2.氧疗　遵医嘱行鼻导管及面罩吸氧，血氧饱和度监测，密切关注患者生命体征及血氧饱和度变化，判断氧疗效果，必要时行机械通气治疗。

3.用药护理　呼吸道传染病主要采用抗病毒治疗、抗生素治疗、糖皮质激素治疗。如流行性感冒多予抗病毒治疗，如奥司他韦，每次75mg，每日2次，连用5天；玛巴洛沙韦，全程只需1次，适用于12岁以上儿童及成人，体重40～80kg，单次口服40mg，体重≥80kg，单次口服80mg；阿比多尔2片，每日3次，连用5天。高致病性禽流感常使用小剂量糖皮质激素治疗（甲泼尼龙40mg/天，2～3天后减为20mg/天，总时间5天左右），静脉输注抗生素及其他支持治疗时应严格控制静脉滴注速度，密切观察药物不良反应，如有异常立即停止用药，保留静脉通路，即刻通知医生。

4.重症护理　重症患者需按疾病分期落实分级护理。①急性期护理：危重患者病情来势凶猛，进展迅速。应每30～60分钟记录1次意识、体温、心率、呼吸、血压、血氧饱和度、中心静脉压、肢端血循环等变化，密切关注有无神志不清、体温升高、咳嗽加重、痰量增多、呼吸窘迫、胸痛等；准确记录每小时出入量，注意水、电解质、酸碱平衡，密切关注患者动脉血气分析、血常规、实验室检查结果。②缓解期护理：持续监测患者生命体征，加强营养，指导患者进行适量的锻炼，劳逸结合，提升免疫力，针对症状进行相关护理。③恢复期护理：患者进入恢复期后病情基本趋于稳定，需保证充足睡眠，多食高蛋白质、高热量、高维生素、低盐、低脂饮食，多食新鲜蔬菜和水果等，增强患者免疫力。定期开窗通风，保持病房环境干净整洁。

5.心理护理　隔离治疗使患者倍感孤独、冷落，常表现为情绪低落、沉默寡言、抑郁等，护理人员应加强对患者心理状态的评估，做好心理护理。允许使用多媒体设备以满足患者对家人的思念；及时向患者讲授疾病知识，消除顾虑，鼓励其表达心声，与其充分交流。对于病情反复、持续高热及危重患者，加强心理疏导，提高患者对治疗疾病的信心。

6.康复指导与健康教育

（1）养成良好卫生习惯，注意手部卫生，掌握正确洗手方式，在饮食及二便前后勤洗手，避免交叉感染，尽量减少外出，避免到人员密集的公共场所，如商场、车站、公共浴室、棋牌室、麻将室等。

（2）必须外出和乘坐交通工具时，要佩戴医用外科口罩或N95口罩，尽量减少接触公共场所的物品和部位；尽量避免用手触摸口鼻眼；从公共场所返回后，要用洗手液或香皂流动水洗手；打喷嚏或咳嗽时用手肘或面巾纸遮盖口鼻，减少病菌传播。

（3）居室勤开窗，经常通风，不共用毛巾，保持家居、餐具清洁，勤晒衣被，进行室内擦拭消毒。

（4）注意食品卫生，不接触、购买和食用野生动物，避免前往售卖禽类、野生动物等活体动物的市场。避免接触或食用未高温处理过的动物产品。

（5）合理适度锻炼身体，可利用室内空间活动，保证充足和规律的睡眠，避免疲劳，健康作息，注意补充营养，多饮水，保持身心愉快。

（6）冬春交替季节的温度变化大，应及时增添衣物，做好保暖准备，尽量避免感冒。患有慢性病的老年人，要遵医嘱按时服药，做好慢性病管理。

（7）避免接触发热、咳嗽或其他呼吸道症状患者。如果近期与确诊患者或疑似感染者有过接触，应及时与社区卫生中心（乡镇卫生院）的工作人员联系，听取医务人员的建议。

（8）如出现发热或呼吸道感染可疑症状，应主动测量体温，佩戴口罩到定点医疗机构就诊，避免乘坐地铁、公共汽车等交通工具。主动告知医务人员自身行程史，配合相关人员开展调查。

（9）主动学习呼吸道传染病的相关知识，注意鉴别信息真伪。

（10）应按时完成预防接种，计划性预防接种是预防各类传染病的主要环节，疫苗是阻击各种传染病发生的最佳手段。

第三节　肠道传染病

一、概述

（一）定义

肠道传染病是指病原体经口侵入肠道并引起腹泻和（或）其他脏器及全身性感染的一类疾病。甲类传染病中的霍乱，乙类传染病中的副伤寒、细菌性痢疾、阿米巴痢疾、脊髓灰质炎和甲型/戊型病毒性肝炎，丙类传染病中除霍乱、痢疾和副伤寒以外的感染性腹泻病都属于肠道传染病。

（二）分类

根据病原体的种类大致可分为细菌性肠道传染病、病毒性肠道传染病和其他肠道传染病。临床上常见的为细菌性和病毒性肠道传染病。

1.细菌性肠道传染病　主要有霍乱、伤寒及副伤寒、细菌性痢疾及感染性腹泻病。

2.病毒性肠道传染病　主要有病毒性腹泻（轮状、诺如及肠腺病毒等）、甲型肝炎、戊型肝炎、脊髓灰质炎、手足口病。

3.其他肠道传染病　主要为肠道寄生虫病，如阿米巴痢疾、蛔虫病、绦虫病。

二、流行病学特点

（一）发病阶段

1.潜伏期　各种肠道传染病的潜伏期长短不一，短则数小时，长者可达数月或数年。随病原体的种类、数量、毒力及人体的免疫力强弱而定。

（1）细菌性肠道传染病：一般为急性，潜伏期较短。常见病种的潜伏期如下：①霍乱，12～72小时，平均1.4天。②伤寒及副伤寒，平均1～2周，其长短与感染菌量有关，食物型暴发流行可短至48小时，而水源型暴发流行可长达30天。③细菌性痢疾，潜伏期一般为1～4天，短者数小时，长者可达7天。

（2）病毒性肠道传染病：常见病种的潜伏期如下：①病毒性腹泻：轮状病毒感染为1～3天；诺如病毒感染为24～48小时；肠腺病毒感染为3～10天，平均7天。②甲型肝炎：一般为2～6周，平均1个月左右。③戊型肝炎：2～9周，平均6周。④脊髓灰质炎：3～35天，一般为7～14天。⑤手足口病：3～7天。

（3）其他肠道传染病：如阿米巴痢疾的潜伏期一般为3周，亦可短至数天或长达年余。

2.前驱期　此期临床表现通常缺乏特异性，患者可出现发热、疲乏、食欲下降和肌肉酸痛等，与病原体繁殖产生毒性物质有关，一般持续1～3天。前驱期具有传染性，如甲型、戊型肝炎的黄疸前期，脊髓灰质炎瘫痪型瘫痪前期，伤寒初期，霍乱的泻吐期。起病急者可无前驱期，如手足口病、病毒及细菌感染性腹泻。

3.症状明显期　前驱期后，患者往往转入症状明显期。此期可出现传染病所特有的症状和体征，如黄疸、剧烈腹泻、皮疹、肝脾肿大、脑膜刺激征等。具体而言，甲型/戊型肝炎的黄疸期、脊髓灰质炎瘫痪型瘫痪期、伤寒极期和霍乱的脱水期等都属于此期。但个别患者（如脊髓灰质炎患者）可从前驱期直接进入恢复期，临床上称为顿挫型。

4.恢复期　此期，患者症状逐渐消失。例如，肝炎患者黄疸消退，肝功能逐渐恢复正常；伤寒患者病情趋于稳定，各项生理指标恢复正常；霍乱患者腹泻停止、脱水纠正。有些传染病在恢复期结束后，某些器官的功能长期未能恢复正常，留下后遗症，多见于以中枢神经系统病变为主的传染病，如脊髓灰质炎瘫痪型1～2年后仍不恢复。

（二）感染与传播

尽管引起肠道传染病的病原体不尽相同，发病机制与临床经过也有差别，但因病原体在机体内特异性定位的一致性，使它们在感染与传播方式以及在流行病学特征方面存在诸多相同之处。

1.传染源　肠道传染病的传染源主要为受病原体感染的人或动物，包括患者、病原携带者。患者是重要的传染源。不同病期的患者其传染强度可有不同，一般以发病早期的传染性最大。慢性感染患者可长期排出病原体，成为长期传染源。在某些传染病中，如脊髓灰质炎、伤寒等，隐性感染者在病原体被清除前是重要的传染源。苍蝇、蟑螂等节肢动物可携带病原菌并引起肠道疾病传播。

2.传播途径　肠道传染病主要传播方式为“粪-口-粪”。传播途径多样化，经水、食物、生活接触与媒介昆虫（特别是苍蝇）均可单一或交错地传播此类疾病。

3.人群易感性　人群普遍易感，病后可获得一定程度的免疫力，但多不稳固，不持久。人工免疫的效果大多不理想。

不同肠道传染病感染人群与病原体特性及其传播途径密切相关。如霍乱多见于流行区居民以及旅行者；伤寒感染多见于流行区居民、旅行者、清洁工人、细菌实验室工作人员及医务工作者、携带者家属；细菌性痢疾以儿童发病率最高，其次为中青年；细菌感染性腹泻中，高危人群为儿童、老年人、有免疫抑制或慢性疾病者，且容易发生严重并发症，患病后一般可获得免疫力，但持续时间较短；甲肝感染后可获终身免疫力，免受再次感染；脊髓灰质炎好发年龄段为4月龄至5岁，感染后可获同血清型病毒的保护性抗体；病毒感染性腹泻（A组轮状及肠腺病毒）主要感染婴幼儿，发病年龄为2岁以下，且易反复交叉感染。

（三）流行过程

肠道传染病是全球重要公共卫生问题之一，亚非拉地区尤为严重。根据2020年世界卫生组织的资料，欠发达地区5岁以下儿童每年因肠道传染病死亡者约500万以上，发病7.5亿～10亿人次。虽然近年来一些新发传染病屡屡频发，但肠道传染病的发病情况仍占据主导地位，这与肠道传染病的传播途径及人群普遍易感密切相关。水和食物作为肠道传染病的主要传播方式，与人们生活息息相关，因此即使在拥有出色医疗保健、清洁用水和污水处理基础设施发达的国家和地区，胃肠道传染病仍是导致疾病和死亡的重要病因。

目前，全球每年约有1.1亿人感染甲型肝炎病毒，其中880万人急性发病，病毒在许多发展中国家流行。甲型肝炎与安全用水不足、卫生条件差和不良的个人卫生习惯紧密相关。亚洲和非洲发展中国家为脊髓灰质炎的主要流行地区，呈流行或散发，夏秋季多见，随着疫苗的广泛接种，全球脊髓灰质炎病例数减少了99%以上。在世界范围内，伤寒在人群拥挤且卫生条件差的贫困地区最为流行。霍乱疫情集中暴发在公共卫生资源贫乏、难以获取清洁水源的贫困地区；在大约50个国家和地区有地方性流行，主要为非洲和亚洲，并曾在非洲、亚洲、中东、美洲引起大范围的地方性流行。除了以上常见的传统肠道传染病在世界范围内流行，还有一些新发的、散发在各国家、各地区的肠道病毒感染也逐年在上升，加重对人类的危害。

近几十年来，随着中国卫生事业的发展，各地遵循“标本兼职，立足治本、分级管理、分类指导、确定重点、科学实施”的控制策略，肠道传染病预防控制取得卓越成效。影响重大的霍乱也在全国范围内得到了有效控制。脊髓灰质炎在国家计划免疫接种的大力实施下，基本已消除。但即使如此，肠道传染病至今依然是我国各类传染病中发病率最高、影响面最广和危害较普遍的病种。由于肠道传染病是导致儿童营养不良、生长发育障碍和成人劳动力大量损失的重要因素之一，直接危害人民健康和社会经济的可持续发展，需要引起社会及人民的足够重视。

三、临床表现

患者常有恶心、呕吐、腹痛、腹泻、食欲不振等胃肠道症状，有些可伴有发热、头痛、全身中毒症状。

（一）消化道表现

1.腹泻　腹泻是肠道传染病的主要症状。多数急性起病，少数起病较缓慢。病程一般为数天至1～2周，超过14天的腹泻称为迁延性腹泻。不同种类的传染病腹泻次数、大便性状、每次大便量及伴随症状等均有所不同。

（1）霍乱泻吐期：主要表现为无痛性剧烈腹泻，无发热，无里急后重感，先泻后吐；大便性状初为含粪质的稀便，后转为黄色水样便或米泔水便，随后逐渐增加，每天数次至数十次，甚至排便失禁，每次排便量可达1 000mL以上。

（2）轮状病毒感染：多数先吐后泻，粪便多为水样或黄绿色稀便，无黏液，无脓血，成人可出现米汤样粪便，里急后重。

（3）诺如病毒感染：腹泻为黄色稀水便或水样便，每天10多次。

（4）伤寒：仅有10%左右患者出现腹泻，多为水样便，每天2～3次。

（5）细菌性痢疾：腹泻初为稀便，多有粪质，量较多，经2～3次或3～5次排便后，转变为黏液脓血便，大便量少，排便次数每天十余次至数十次，重型细菌性痢疾患者每天腹泻可达30次以上，为稀水样脓血便，甚至大便失禁，伴里急后重感。

2.腹痛与腹胀　大部分肠道传染病常伴随腹痛与腹胀症状。如病毒性感染患者可有腹痛绞痛；伤寒约半数病例可有右下腹或全腹隐痛、腹胀，右下腹可有深压痛；细菌性痢疾患者可出现痉挛性、阵发性脐周痛，左下腹压痛及肠鸣音亢进；大肠埃希菌感染者可伴有剧烈腹痛；耶尔森菌感染常见右下腹局限腹痛，伴肌紧张和反跳痛。

3.黄疸　常见于甲型及戊型肝炎引发的急性黄疸型肝炎。尿黄加深，巩膜和皮肤出现黄疸，1～3周内黄疸达高峰。部分患者可有一过性粪色变浅，皮肤瘙痒、心动过缓等梗阻性黄疸表现。

4.其他　除腹泻、腹痛、腹胀外，大部分肠道传染病患者还可出现恶心、呕吐、食欲减退等消化道不适症状。

（二）全身表现

1.发热　部分患者发热是早期出现的症状。发热前可有畏寒，发热时常伴有全身不适、食欲缺乏、乏力、四肢酸痛、咽痛、咳嗽、腹部不适等症状，常见于伤寒、细菌性痢疾、手足口病等。感染伤寒患者体温呈阶梯状上升，以稽留热为主，一般持续10～14天。中毒型细菌性痢疾突起畏寒、高热，体温达40℃以上。手足口病患者于发病前1～2天或发病的同时有中、低热（38℃左右），伴乏力。

2.皮疹　常见于手足口病及伤寒患者。

（1）手足口病：发病期以手、足、臀皮疹及口痛为特征。口腔黏膜出现小疱疹，常分布于舌、软腭、硬腭、口腔内侧；手、足和臀部出现斑丘疹、疱疹，疱疹周围有炎性红晕，疱内液体较少，质地稍硬，2～3天自行吸收，不留痂。皮疹一般具有不痛、不痒、不结痂、不留瘢痕的“四不”特征。

（2）伤寒：病程第1周末，约半数患者于胸前、腹部出现淡红色小斑丘疹，称为玫瑰疹，直径达2～4mm，压之褪色，散在分布，量少，一般仅数个至十几个，可分批出现，多见于胸、腹及肩背部，四肢罕见，多在2～4天内变暗淡、消退。有时可变成压之不褪色的小出血点。

3.脱水表现　频繁而剧烈的腹泻、呕吐使患者迅速出现脱水、电解质紊乱和代谢性酸中毒，严重者出现周围循环衰竭。脱水根据表现可分为三度。

（1）轻度脱水：可见口唇与皮肤干燥，眼窝稍陷，皮肤弹性稍差，提示失水量约1 000mL（儿童70～80mL/kg）。

（2）中度脱水：表现为皮肤弹性差，眼窝凹陷，声音轻度嘶哑，血压下降及尿量减少，提示失水量3 000～3 500mL（儿童80～100mL/kg）。

（3）重度脱水：表现为皮肤干皱，无弹性，眼窝及眼眶下陷、两颊深凹，声音嘶哑，烦躁不安，出现神经系统症状；患者极度无力，尿量明显减少；严重者可致低血容量性休克，表现为四肢厥冷、脉搏细速甚至不能触及，血压下降或不能测出，烦躁不安、嗜睡甚至昏迷。此期患者失水量约4 000mL（儿童100～120mL/kg）。

4.中枢神经症状　多见于病原体或毒素侵袭至中枢神经系统以及病情发展迅速，出现昏迷、脑膜刺激征等神经系统中毒症状，如伤寒、手足口病重症病例、细菌性痢疾脑型等。患者表现为表情淡漠、无欲貌、呆滞、反应迟钝、耳鸣等，重者可有谵妄、昏迷或出现脑膜刺激征，病情凶险，若不及时救治可致死亡或留有后遗症。

5.其他　部分肠道传染病可出现呼吸道症状、心脏、肾脏及肝脏等器官功能障碍表现。

（三）并发症

1.肠内并发症　常见的并发症为肠出血、肠穿孔，多发生于伤寒病程的第2～4周。饮食不当、活动过多、排便过度用力、腹泻以及便秘处理不当等常为诱因。①肠出血：少量出血可无症状或仅有轻度头晕、脉快；大量出血时，体温骤降后很快回升，脉搏细数，体温与脉搏呈现交叉现象，并有头晕、面色苍白、烦躁、出冷汗等休克表现。②肠穿孔：好发于回肠末端，穿孔前常有腹胀、腹泻或肠出血等先兆，穿孔时患者突然右下腹剧痛，伴有恶心、呕吐、出冷汗、脉搏细速、呼吸急促、体温与血压下降等，经1～2小时后体温又迅速上升，并出现腹膜刺激征等。

2.肠外并发症　剧烈泻吐者可发生急性肾衰竭、急性肺水肿和急性心力衰竭。伤寒可并发中毒性心肌炎、中毒性肝炎、肺部感染、胆囊炎等。细菌性痢疾患者可并发志贺菌败血症、瑞特尔综合征（尿道炎、结膜炎和关节炎三联征）。细菌感染性腹泻可并发菌血症及感染后肠易激综合征。

（四）特征性表现

1.后遗症　脊髓灰质炎部分患者可发生弛缓性神经麻痹，留下瘫痪后遗症；一般多见于5岁以下患儿，通常于起病后3～10天出现肢体瘫痪，肌力减弱，伴腱反射减弱或消失，并逐渐加重。

2.复发与再燃　当伤寒患者进入缓解期，体温波动下降，尚未达到正常时体温又再次升高，持续5～7天后才恢复正常，常无固定症状，血培养可为阳性，称为再燃。再燃主要为菌血症仍未被完全控制，抗菌药物中断或机体出现并发症而致。患者进入恢复期、体温正常1～3周后，发热等临床表现再次出现，血培养再度阳性，称为复发，多见于抗菌治疗不彻底的患者。

（五）实验室及其他检查

1.血液学检查

（1）外周血常规检查：白细胞计数一般不高或降低，细菌感染所致腹泻可出现白细胞升高。重型肝炎时，白细胞计数可升高，红细胞及血红蛋白可下降。脊髓灰质炎早期继发感染时，白细胞计数可增高，以中性粒细胞为主，急性期有部分患者可出现血沉增快。手足口病重症患者白细胞计数可明显升高。霍乱患者脱水时因引发血液浓缩，红细胞、血红蛋白及白细胞计数均可增高。

（2）血生物化学检查：甲型及戊型肝炎、部分手足口病患者丙氨酸氨基转移酶（alanine aminotransferase，ALT）、天冬氨酸氨基转移酶（aspartate transaminase，AST）指标升高。凝血酶原活动度（prothrombin time activity，PTA）≤40%是诊断重型肝炎或肝衰竭的重要依据。手足口病可有肌酸激酶同工酶（CK-MB）升高，重症患者可有肌钙蛋白、血糖升高。霍乱患者尿素氮、肌酐升高，碳酸氢根离子下降，补液后可有低血钠、低血钾。

2.尿常规检查　尿胆红素和尿胆原的检测有助于黄疸的鉴别诊断：肝细胞性黄疸患者两者均为阳性，溶血性黄疸者以尿胆原为主，梗阻性黄疸者以尿胆红素为主。伤寒患者常出现轻度蛋白尿。

3.粪便常规检查　肉眼观察粪便的外形、量、稠度及有无食物残渣、黏液、脓血等，同时应用粪便悬滴检查。病毒感染性腹泻者，其粪便外观多为黄色水样，无脓细胞及红细胞，有时可有少量白细胞。霍乱患者，其粪便可见黏液和少许红细胞、白细胞。伤寒患者在肠出血时，肉眼可见血便或粪便潜血试验阳性，少数患者当病变侵及结肠时可有黏液便甚至脓血便。细菌性痢疾患者，其粪便镜检可见大量脓细胞或白细胞（≥高倍镜下视野5个/HP）及红细胞和少量巨噬细胞。

4.脑脊液检查　脊髓灰质炎无瘫痪型或瘫痪型患者脑脊液改变类似于其他病毒所致的脑膜炎，热退后细胞数迅速降至正常，蛋白可略高，呈蛋白-细胞分离现象。

5.病原学检查　如伤寒常采用肥达试验，采用凝集法分别测定患者血清抗体的凝集效价；霍乱常采用霍乱弧菌的动力试验、霍乱弧菌胶体金快速检测法、霍乱毒素基因PCR检测；细菌性痢疾可通过粪便培养出痢疾杆菌确诊，或采用核酸杂交或聚合酶链反应检查手段。

四、治疗与护理

（一）治疗

1.一般治疗　腹泻时一般不禁食，可进流食或半流食，忌多渣油腻和刺激性事物，暂时停饮牛奶及其他乳制品。腹泻频繁，伴有呕吐和高热等严重感染中毒症状者，应该卧床休息、禁食，并鼓励多饮水。

2.对症治疗　患者水、电解质丢失，均应口服补液，重症患者补足液体后血压仍低者，可加用肾上腺皮质激素及血管活性药物。出现急性肺水肿及心力衰竭时应暂停输液，给予镇静剂、利尿剂及强心剂。严重低血钾症者应静脉滴注氯化钾。

3.抗菌治疗　应用抗菌药物的目的是缩短病程、减少腹泻次数和迅速从粪便中清除病原菌。如霍乱常用环丙沙星，成人每次250～500mg，每日2次口服。细菌性痢疾患者应服用喹诺酮类药物（如环丙沙星）、匹美西林和头孢曲松。

（二）护理

1.环境与休息　如有发热应卧床休息。病房应保持安静、清洁舒适、空气新鲜洁净，每日通风1～2次，温度保持18～22℃，湿度50%～60%。

2. 饮食护理　以高热量、高蛋白、高维生素的流质饮食为主，科学合理地指导饮食。发热期给予高营养的流质或半流质饮食，饮食中宜含适量的钠盐或钾盐，有助于维持神经和肌肉的兴奋性，热退后以软食为主，热退后2周逐渐恢复正常饮食。鼓励患者少量多次饮水，促进体内毒素排出。成人液体摄入量应保证2 000～3 000mL/d，儿童为60～80mL/（kg · d）。急性肝病患者予以适当热量、清淡饮食，慢性肝病患者应注意保证足够热量、维生素和蛋白质，有腹水者给予低盐或无盐饮食，疑有肝性脑病者限制蛋白质摄入。

3.病情观察与护理

（1）发热：加强病房巡视，按时测量生命体征，严密观察患者病情变化，观察患者的发热程度及热型。根据医嘱进行相关治疗，高热时可采用温水擦浴、冰袋等措施进行物理降温，体温超过38.5℃给予冰帽，冰袋冷敷头部或大动脉走行处，寒战时注意保暖。体温高达40～42℃者，也可根据医嘱给予肾上腺素，如地塞米松等药物降温。高热惊厥者给予镇静剂，如地西泮静脉注射或肌内注射。禁用酒精，以免刺激皮肤引起出血。鼓励患者多饮水，患者出汗时及时擦干汗液，更换衣物，避免受凉。指导患者合理饮食，进食足够热量、蛋白质及维生素的食物，鼓励患者多饮水，每日饮水量＞2 000mL。每1～2小时巡视病房，观察患者发热、咽痛及肢体疼痛情况，注意体温变化，询问患者有无不适。

（2）腹胀：注意少食多餐，以清淡易消化为主，避免牛奶、豆浆等易产气食物，腹胀严重时可热敷腹部或用肛管排气，但禁用新斯的明或腹部按摩，以免引起剧烈肠蠕动，诱发肠出血或肠穿孔。

（3）腹泻、便秘：腹泻者应选择低糖低脂肪的食物，可进行腹部冷敷，减轻腹部充血，但禁止在冷敷过程中对腹部施压。便秘者忌过分用力排便、使用泻药或高压灌肠，可使用开塞露或生理盐水300～500mL低压灌肠。

（4）脱水：准确及时记录出入量，评估患者水、电解质和酸碱平衡情况。脱水明显者，根据医嘱补充水及电解质，纠正酸中毒，水分补充是肠道传染病的基础治疗。输液治疗原则为：早期、迅速、适量，先盐后糖，先快后慢，纠酸补钙，见尿补钾。

（5）皮肤：患者多汗且长期卧床，应观察皮肤清洁情况，加强皮肤护理，定时更换体位，改善局部循环，保持床铺清洁平整，皮肤清洁干燥。黄疸刺激皮肤产生瘙痒者，可用温水擦浴或遵医嘱局部药物处理，避免搔抓，以防感染。

4.用药护理　应遵医嘱用药，用药前应向患者解释药物作用及不良反应，药物剂量、时间和使用方式严格按照医嘱进行，注意观察疗效及不良反应，如有过敏应立即通知医生进行处理。细菌性痢疾常应用喹诺酮类或其他抗生素药物。阿米巴痢疾常用药物为甲硝唑，甲硝唑不良反应较轻，以胃肠道反应为主，但有致畸作用，因此妊娠3个月以内和哺乳妇女忌用。应用解痉止痛药时，观察有无口干、心动过速、视物模糊等不良反应。当患者出现腹泻、腹胀、腹痛、恶心呕吐、里急后重等细菌性腹泻症状时可应用微生态制剂，如益生菌（双歧杆菌、乳酸菌、粪球菌）、益生元（乳果糖、寡果糖、菊糖等），注意药物的存放和服用时的水温，以确保疗效。青蒿琥酯阿莫地喹片是疟疾患者常服药，在发药时采取“送药到手，看服到口，服完再走”的方法，保证患者按时、按量服药。该药常刺激胃肠道，应指导患者饭后服用，减少刺激。

5.并发症的观察与护理

（1）意识障碍：密切观察患者生命体征、昏迷程度，瞳孔、肢体有无瘫痪，有无脑膜刺激征等变化。确保呼吸道通畅，防止呕吐物被误吸入呼吸道；连接负压吸引导管，痰多时可随时吸痰，以免发生窒息，并做好气管切开和使用呼吸机的准备。常规给予导尿管留置导尿，注意每日更换尿袋，并详细记录出入量。保持床铺干净平整。做好口腔护理。长期卧床的患者应抬高床头30°～45°，平卧位并头偏向一侧。保持呼吸道通畅，观察患者的呼吸频率及痰的性质、量和颜色的变化，每2小时协助翻身1次，不定时给予拍背，预防肺部感染发生。

（2）肝肾综合征：肝肾综合征是重症肝炎患者死亡的重要原因，对出现少尿或无尿的患者应该严格记录出入量，量出而入，控制饮水量；遵医嘱检测血尿素氮、肌酐及二氧化碳结合力、血钾、血钙等，为医生提供纠正酸中毒、高血钾、低血钙的治疗依据；控制蛋白质的摄入和禁止含钾饮食；禁用肾毒性的抗菌药物，如氨基糖甙类药物。

（3）肝性脑病：病毒性肝炎是导致肝性脑病最主要的原因，常导致大量肝细胞坏死，肝脏解毒功能降低，导致血氨及其他有毒物质的积累，引发肝性脑病，严重危害患者生命安全。护理人员密切观察患者的神经症状，注意有无性格、行为的改变、扑翼样震颤等肝性脑病前兆症状；定期检查患者的定时、定向、计算能力，以便及时发现肝性脑病的早期表现；由专人看护患者，防止意外发生；保持呼吸道通畅，及时清除口鼻分泌物；限制蛋白质摄入；配合医生尽快消除诱因，如控制胃肠道出血。控制感染，停用利尿药，纠正水、电解质、酸碱失衡。

（4）肠出血、肠穿孔：密切观察患者有无黑便、隐血试验结果，有无明显腹部不适或突发剧烈腹痛等表现，以排除肠出血或肠穿孔的可能。伤寒病程进入极期和缓解期，患者常因饮食不当、活动过多、腹泻、排便过度用力、治疗性灌肠不当等发生肠出血或肠穿孔。应对患者及家属进行必要指导，避免诱因，同时避免医源性操作不当。患者已发生肠出血或肠穿孔时，应绝对卧床，保持病室安静，必要时给予镇静剂；严密监测生命体征、排便情况及听诊肠鸣音；早期发现休克征象，做好抢救配合工作；安慰患者，避免紧张情绪，以防加重病情。

6.心理护理　对产生焦虑、恐惧的患者给予心理干预，使患者积极配合治疗。

7.康复指导与健康教育

（1）加强对环境进行防疫消毒，减少接触机会。加强防护措施，黎明和黄昏时段蚊虫活动频繁，嘱患者尽量减少室外活动，对暴露皮肤涂抹驱蚊药水。

（2）嘱患者避免过度劳累，注意充分合理的休息。适当进行体能锻炼，戒酒，合理饮食，每天应保持足够的热量和液体的摄入，可给予高热量、高蛋白质、高维生素、易消化的流质或半流质饮食，不吃或少吃易产气食物，提高自身免疫力。

（3）评估患者焦虑、恐惧、抑郁等情绪反应及应对能力，进行心理疏导。

（4）肠道传染病流行期间不宜前往人群密集的公共场所，注意保持家庭卫生，居室要经常通风，勤晒衣被。出现相关症状应及时就诊，所用物品及时消毒，一旦确诊感染应及时隔离，以免引起流行蔓延。

（5）病毒性肝炎患者出院后应定期复查肝功能、病毒指标、肝脏B超、血常规及凝血功能等指标及交代注意事项。

（6）实施家庭隔离措施，指导患者在家中实行分餐制，注意对食具、衣被的消毒处理。自觉注意卫生，养成良好卫生习惯，防止交叉感染。家中密切接触者可以预防接种。

（7）重视清洁卫生，搞好环境卫生，养成良好卫生习惯，不宜过度劳累，防止受凉感冒。

（8）坚持与社会的正常交往，以获得更广泛的支持与帮助。

第四节　虫媒传染病

一、概述

（一）定义

虫媒传染病是由蚊、蜱和螨等病媒生物传播的自然疫源性疾病，常见如流行性乙型脑炎、疟疾、流行性出血热、登革热等危害性较强的传染病。

（二）分类

虫媒传染病是一类以节肢动物为媒介而传播的疾病，所包含的种类较多。分类方法一般按照病原体的生物属性来分类，也可按传播媒介的属性来分类。由于部分虫媒传染病的传播媒介尚无定论，因此本书采用前者分类方法，根据病原体的不同可分为虫媒性病毒传染病、虫媒性立克次体传染病、虫媒性细菌传染病、虫媒性螺旋体传染病、虫媒性寄生虫病。

1.虫媒性病毒传染病　①虫媒脑炎病毒传染病，如流行性乙型脑炎、森林脑炎、东方马脊髓脑炎、西方马脊髓脑炎、委内瑞拉马脑脊髓炎、圣路易脑炎、寨卡病毒病等。②虫媒出血性病毒传染病，如登革热、登革出血热、肾综合征出血热、埃博拉出血热、西尼罗热、裂谷热、黄热病、马尔堡病毒病等。

2.虫媒性立克次体传染病　如恙虫病、鼠源性斑疹伤寒、流行性斑疹伤寒、斑点热、无形体病、埃立克体病等。

3.虫媒性细菌传染病　如通过机械传播的急性小肠结肠炎、军团病、空肠弯曲菌肠炎、出血性结肠炎、霍乱等。

4.虫媒性螺旋体传染病　如莱姆病、蜱传回归热等。

5.虫媒性寄生虫病　①虫媒原虫病，如疟疾、黑热病、弓形虫病等。②虫媒蠕虫病，如丝虫病、眼结膜吸吮线虫感染、美丽筒线虫病等。

二、流行病学特点

（一）发病阶段

虫媒传染病的临床过程主要分为以下四期。

1.初期　病程1～3天，起病急，体温骤升至39～40℃。疟疾可伴头痛、乏力与寒战；登革热患者初期出现皮疹；肾综合征出血热患者发热时出现全身中毒症状，如全身酸痛、腰痛、眼眶痛，另伴消化系统症状与毛细血管损害症（充血、出血和水肿）。

2.极期　病程4～10天，初期症状逐渐加重，脑膜炎患者出现高热、喷射状呕吐、意识障碍、惊厥或抽搐、呼吸衰竭、其他神经系统症状。登革热患者在该期表现出不同程度的出血，常发生在病程的第5～8天，如牙龈出血、鼻出血、呕血或黑便，严重时出现腹腔或胸腔出血。肾综合征出血热的低血压休克期和少尿期均属于极期，患者常表现为低血压型休克，如脸色苍白、四肢厥冷、尿量减少、血压下降、脉搏细弱或不能触及等。当长时间血流灌注不足时会出现发绀、脑水肿、急性呼吸窘迫综合征和急性肾衰竭，少尿期则主要表现为尿毒症、酸中毒和水、电解质紊乱。

3.恢复期　患者的体温逐渐下降，神志恢复，语言、意识及各种神经反射日趋好转，一般患者可于2周左右恢复。肾综合征出血热患者恢复期表现为尿量逐渐增多，每天尿量恢复至2 000mL左右。

4.后遗症期　疟疾都有发生再燃的可能性，多见于病愈后的1～4周内，可多次出现。肾综合征出血热可遗留高血压、肾功能障碍、心肌劳损和垂体功能减退等症状。

（二）感染与传播

1.传染源　虫媒传染病为人畜共患的自然疫源性疾病，病原体多属动物源性，易在自然界流行，经某些途径传给人后，通过进化，逐渐适应于新的宿主。人与动物（猪、牛、马、羊、鸡、鸭、鹅等）都可成为虫媒传染病的传染源头，如流行性乙型脑炎的传染源是猪，肾综合征出血热的传染源是黑线姬鼠和褐家鼠，人感染后因血中病毒数量少，病毒血症期短，故不是主要传染源。

2.传播途径　虫媒传染病是通过媒介生物传播的疾病，其病原体种类繁多、动物宿主广泛、流行环节复杂。通过蚊虫叮咬而传播，主要传播媒介为蚊虫和蜱虫。目前已经发现586种媒介可以传播虫媒病毒，从蚊类分离到的病毒为265种，占近50%；其中，以伊蚊、库蚊和按蚊为主，分别传播115种、105种和50种虫媒病毒，如流行性乙型脑炎、登革热、黄热病、寨卡热等。蜱虫是仅次于蚊虫的传播媒介，从蜱分离到的病原体有116种，占虫媒病毒总数的21.68%，如蜱传脑炎、森林脑炎、流行性出血热等。已知25种蠓虫可传播虫媒病毒，主要是库蠓和蠖蠓。此外，白蛉、蚋、蟠、虱、螨、虻、臭虫等都可传播虫媒病毒。

大部分虫媒病毒引起的疾病由一种媒介传播，即蚊传病毒引起的疾病或蜱传病毒引起的疾病等，但某些病毒也可通过多种媒介传播，如乙型脑炎病毒可以由库蚊和按蚊等多种蚊虫传播，也可以通过蠓虫传播；西尼罗病毒主要由库蚊传播病毒，也可由蜱虫传播。

3.易感人群　人群普遍易感，以20～40岁青壮年为主，流行性乙型脑炎的发病人群为10岁以下儿童，2～6岁儿童发病率最高，男性较女性多，农林牧副渔职业人员易感。多以隐性感染为主，感染后可获得较持久的免疫力。

4.流行特点

（1）地区性：虫媒传染病流行于热带、亚热带与温带地区。肾综合征出血热主要分布在亚洲，其次是欧洲和非洲；流行性乙型脑炎的农村发病率高于城市；登革热则主要分布于我国海南、广东、广西、台湾、香港、澳门等地区，常先流行于城市，再向农村蔓延。

（2）季节性：因本病流行与蚊虫活动有关，故主要发生在夏秋雨季，肾综合征出血热四季均可发病，但有明显的高峰季节，如黑线姬鼠型以11月至次年1月为高峰。

（3）周期性：近年流行周期常不规则。肾综合征出血热以姬鼠为主要传染源的疫区，一般间隔数年有一次较大流行；而流行性乙型脑炎由于疫苗的广泛接种，发病率已经逐年下降，集中发病少，呈散发型。

（4）人群分布：以青壮年农民、工人和儿童发病较多，其他人群亦可发病。

（三）流行过程

近年来，随着全球性气候变化导致的生态环境改变、全球贸易与人口流动加速、农业生产模式的改变、无计划的城市化以及杀虫剂抗性等因素，媒介昆虫分布范围不断扩大，虫媒传染病日益严重。进入21世纪，西尼罗病毒、登革病毒和寨卡病毒的全球扩散，给虫媒传染病的控制敲响了警钟。

当今全球虫媒传染病的三大流行趋势是：新病种不断被发现，流行地域不断扩展，流行频率不断增强。新发虫媒传染病中，最具代表性的是西尼罗热（West Nile virus，WNV）。该病于20世纪50年代首次在以色列出现，后于欧洲和地中海地区散发流行，毒力比较低。20世纪90年代，WNV再次在上述地区流行时，其毒力、发生的范围、频率以及疫情在人类和马群中暴发的次数均大大增加，并不断扩散至非洲、亚洲和大洋洲。1999年纽约大都会地区检测到了WNV，这是北美大陆首次出现WNV的报道。之后扩展到南美以及中美国家。

原有传染病流行区域随着经济的发展扩大到了世界的各个角度。例如登革热和登革出血热19世纪传入我国，且一直以输入性传播方式为主，1990年之前仅限广东省和海南省局部地区。1990年以后，我国广西、澳门、福建、云南、香港、浙江等地也陆续有病例报告。而通过蜱叮咬传播的新发媒介生物性疾病莱姆病，目前已在世界五大洲70多个国家有病例报告。

全球自然环境的不断恶化，全球气候变暖情况的加剧，为虫媒传染病发展提供了媒介生物生存的优良条件，虫媒传染病流行频率也随之提升。昆虫活动受气候因素的影响，其中温度影响最为明显。若温度较高，会增加蚊虫的叮咬率和繁殖力，且增强其病原体的致病效果。若频繁出现地震、洪涝等自然灾害，极易诱发虫媒传染病发生，增高流行频率。最具典型是通过埃及伊蚊、白纹伊蚊传播的登革热，10余年来明显回升，全球有25亿人受到威胁。

三、临床表现

（一）全身症状

大多数虫媒传染病为隐性感染，1～2周可自愈。但是部分可表现出较严重的高热、脑膜炎、出血等临床症状甚至死亡。

1.发热　发热是虫媒传染病的典型症状，具体表现为突发畏寒、高热，体温迅速升至

39～40℃，热型以张弛热、稽留热为主，持续7～10天。体温越高，热程越长，则病情越严重。常见于流行性乙型脑炎、肾综合征出血热、登革热、西尼罗热和疟疾等。肾综合征出血热的患者退热后症状缓解，重症病例退热后病情反而加重。登革热患者常于病程的第3～5天体温降至正常，1天后再度上升，表现为“双峰热”。疟疾患者典型症状为突发性寒战、高热和大量出汗。

2.脑膜炎　多见于流行性乙型脑炎、西尼罗热与重型登革热，患者常出现剧烈头痛、呕吐、抽搐、狂躁、谵妄、大汗、血压骤降、颈强直、瞳孔缩小等，严重时表现为意识障碍（嗜睡、昏睡、昏迷）、惊厥或抽搐、呼吸衰竭和颅内高压，其中呼吸衰竭是引起流行性乙型脑炎死亡的主要原因。

3.出血　患者会出现不同位置、不同程度的出血，如鼻出血、牙龈出血、皮下出血、咯血、黑便、血尿、阴道出血、腹腔出血或胸腔出血。如肾综合征出血热的患者皮肤出血多见于腋下、胸、背部、上肢等处，常呈搔抓样、条痕状。黏膜出血常见于软腭，呈针尖样出血点，眼结膜呈片状出血。重型登革热患者表现为消化道大出血和失血性休克，登革出血热患者则表现为多器官较大量出血和休克。

4.全身中毒症状　多见于肾综合征出血热、登革热与寨卡病毒病，主要表现为体力疲惫、全身酸痛，以“三痛”为突出症状，即头痛、腰痛、眼眶痛；同时，伴显著的消化道症状，如食欲减退、恶心、呕吐或腹痛、腹泻。重症患者可出现嗜睡、谵妄等神经精神症状。

5.皮疹　多见于登革热、寨卡病毒病患者，于病程的第3～6天出现，多为斑丘疹或麻疹样皮疹，也有猩红热样疹、红斑疹及出血点等，可同时有两种以上皮疹。皮疹分布于全身，多有痒感，大部分不脱屑，持续3～4天消退。

6.肾损害　常见于肾综合征出血热，可有蛋白尿及管型尿。

（二）实验室检查

1.血常规检查　白细胞总数升高，中性粒细胞在80%以上。登革热患者白细胞总数减少，发病第4～5天降至最低点，可低至2×10^9/L。

2.尿常规检查　肾综合征出血热可见显著蛋白尿，病程第2天可出现尿蛋白，第4～6天尿蛋白常达+++～++++，镜下可见红细胞、白细胞和管型。

3.脑脊液检查　脑脊液外观无色透明或微浑浊，压力升高，白细胞和蛋白质正常或稍有增加，糖正常或偏高，多见于流行性乙型脑炎和登革热。

4.免疫学检查

（1）特异性抗体检测：流行性乙型脑炎IgM抗体最早可在脑脊液中检测到；登革热单份血清补体结合试验效价达到1∶32以上，红细胞凝集抑制试验效价超过1∶1 280有诊断意义；肾综合征出血热第2天即能检测出IgM抗体，1∶20为阳性，IgG抗体1∶40为阳性，1周后抗体滴度上升4倍以上有诊断价值。

（2）特异性抗原检测：肾综合征出血热常用免疫荧光或ELISA法，胶体金法更敏感。早期患者的血清及周围血中性粒细胞、单核细胞、淋巴细胞和尿沉渣细胞可检测出汉坦病毒。

四、治疗与护理

（一）治疗

1.一般治疗　急性期卧床休息，可给予流质或半流质饮食。高热时物理降温，维持水、电解质平衡。

2.对症治疗

（1）氯丙嗪、异丙嗪：适用于持续高热伴反复抽搐者，具有降温、镇静、止痉的作用。成人每次各25～50mg，儿童每次各0.5～1mg/kg，肌内注射，每4～6小时1次，疗程3～5天。因该药可抑制呼吸中枢咳嗽反射，静脉注射可引起体位性低血压，故在用药过程中应保持呼吸道通畅，密切观察生命体征。

（2）20%甘露醇：具有脱水、利尿的作用，用于脑水肿，是降低颅内压安全有效的首选药。每次1～2g/kg，静脉滴注或静脉注射（20～30分钟内），根据病情可4～6小时重复使用。静脉给药过快可致一过性头疼、眩晕、视力模糊、心悸、水电解质失调等，应密切观察。

（3）地西泮（安定）：具有镇静、止惊的作用。成人每次10～20mg，儿童每次0.1～0.3mg/kg（每次不超过10mg），肌内注射或缓慢静脉注射。常见的不良反应有呼吸抑制、头晕、嗜睡、乏力等。

（4）尼可刹米、洛贝林：具有兴奋呼吸中枢的作用，使呼吸频率加快、幅度加深、通气量增大、呼吸功能改善。中枢性呼吸衰竭时首选洛贝林，成人每次3～6mg，儿童每次0.15～0.2mg/kg，肌内注射或静脉滴注；亦可选用尼可刹米，成人每次3.75～7.5mg，儿童每次5～10mg/kg，肌内注射或静脉滴注。尼可刹米、洛贝林过量可引起血压升高、心动过速，甚至惊厥等。

3.抗病毒治疗　抗病毒药物通过作用于病毒复制的不同时期和靶位，可产生抑制病毒复制的作用。如肾综合征出血热可用利巴韦林，0.8～1g/d，分3～4次口服；10～15mg/（kg · d），分2次肌内注射或缓慢静脉滴注，疗程5～7天。

（二）护理

1.隔离措施　采取虫媒隔离，应有防蚊设备和灭蚊措施。

2.病情观察　①密切观察生命体征，特别是体温及呼吸的变化，每1～2小时测体温一次，观察呼吸的频率、节律、幅度的改变，及时判断有无呼吸衰竭。②观察意识障碍是否继续加重。③观察惊厥发作先兆、频率、发作持续时间、间隔时间、抽搐的部位和方式及伴随的症状。④观察颅内压增高及脑疝的先兆，重点观察瞳孔的大小、形状、两侧是否对称、对光反应等。⑤准确记录24小时出入量。⑥观察并发症，如肺部感染及压疮等。

3.环境与休息　患者应卧床休息，病房环境安静、光线柔和，防止强光、强声的刺激，避免诱发抽搐或惊厥。昏迷、抽搐患者应防止坠床。

4.饮食护理　初期及极期应给予清淡流质饮食，成人每天补液量为1 500～2 000mL，并注意水、电解质平衡。昏迷及有吞咽困难患者给予鼻饲或静脉输液，以保证足够的水分和营养。恢复期应逐渐增加高蛋白质、高热量饮食。

5.用药护理　遵医嘱用药，密切观察有无用药后不良反应。

6.对症护理

（1）发热的护理

1）休息与环境：应绝对卧床休息，病室应保持适宜的温湿度，注意通风、避免噪声。

2）饮食护理：保证足够的热量和液体的摄入，给予高热量、高蛋白质、高维生素、易消化的流质饮食，每日2 000mL液体摄入，维持水、电解质平衡，必要时静脉输液以保证入量。

3）降温措施：以物理降温为主，药物降温为辅。中枢神经系统传染性疾病引起高热者，可用冰帽、冰袋冷敷头部或大动脉行走处降温，对高热、烦躁、四肢肢端灼热的患者可用25%～50%的酒精擦浴，对高热伴寒战、四肢肢端厥冷的患者采用32℃温水擦浴，冷（温）盐水灌肠适用于中毒性痢疾患者，幼儿、年老体弱者可用50%安乃近滴鼻，应防止用药过量致大量出汗而引起循环衰竭，体温过高者可遵医嘱给予小剂量肾上腺皮质激素治疗，高热伴惊厥抽搐者可遵医嘱采用冬眠疗法或亚冬眠疗法，以氯丙嗪和异丙嗪每次各0.5～1mg/kg肌内注射，4～6小时1次，疗程一般为3～5天，用药过程中保持呼吸道通畅，密切观察生命体征变化。

4）口腔、皮肤护理：协助患者在饭后、睡前漱口，病情危重者给予口腔护理，避免口腔内感染。患者大量出汗后，应及时用温水擦拭，更换内衣、寝具，保持皮肤清洁干燥，防止发生皮肤感染。

（2）意识障碍的护理

1）休息与环境：患者应卧床休息，病室内安静、光线柔和，防止声音、强光刺激。

2）病情观察：注意患者的意识状态、瞳孔大小、对光反射、血压、呼吸的改变，及早发现脑疝的临床表现。观察有无惊厥发作先兆，如烦躁不安、口角抽动、指（趾）抽动、两眼凝视、肌张力增高等表现。及时记录发作次数、持续时间、抽搐的部位。准确记录出入量。

3）针对病因给予相应的护理：脑水肿所致者以脱水为主，使用20%甘露醇静脉滴注或推注时，应注意30分钟内脱水完毕。呼吸道分泌物堵塞者，应取仰卧位，头偏向一侧，松解衣服和领口，如有义齿应取下，清除口咽分泌物，以保持呼吸道通畅。吸氧，氧流量4～5L/min，以改善脑缺氧。如有舌后坠者用舌钳将舌拉出并使用简单口咽通气管，必要时行气管切开。高热所致者以物理降温为主。高热伴抽搐者可使用亚冬眠治疗，期间应避免搬动患者。脑实质炎症患者可遵医嘱使用镇静药。常用镇静药有地西泮肌内注射或缓慢静脉滴注，还可使用水合氯醛鼻饲或灌肠。

（3）呼吸衰竭的护理

1）保持呼吸道通畅：应及时、彻底的吸痰，并鼓励协助翻身、拍背，痰液黏稠者遵医嘱雾化吸入，痰液阻塞者行机械吸痰。

2）吸氧：选用鼻导管或面罩持续吸氧，纠正患者的缺氧状态。

3）用药护理：中枢性呼吸衰竭时遵医嘱肌内注射或静脉滴注呼吸兴奋剂，使用东莨菪碱或山莨菪碱等血管扩张药，改善脑微循环、减轻脑水肿、解除脑血管痉挛和兴奋呼吸中枢。注意监测心率、血压以防止心动过速、血压升高等不良反应。

4）急救物品的准备：如需行气道插管、气管切开或应用人工呼吸机的患者，应做好相应的术前准备，此外还可使用纳洛酮、阿托品、酚妥拉明。

（4）并发症的护理

1）观察是否有鼻出血、咯血、呕血、便血；是否有烦躁不安、面色苍白、血压下降、脉搏增快等休克的表现。根据出血部位的不同给予相应的护理，并按医嘱给予止血药。

2）心衰、肺水肿患者，应减慢输液或停止补液。半卧位。注意保暖。氧气吸入保持呼吸道通畅。

3）脑水肿发生抽搐等中枢神经系统并发症时，应镇静、止痉脱水。注意观察疗效。

4）高血钾患者静注葡萄糖酸钙时宜慢。输注胰岛素时应缓慢静脉滴注，随时观察患者的生命体征，必要时行血液透析治疗。

5）进行预防流行性出血热的宣教，特别是宣传个人防护及预防接种的重要性和方法，以降低本病的发病率。向患者说明，本病恢复后肾功能恢复还需较长时间，应定期复查肾功能、血压、垂体功能，如有异常及时就医。

第五节　烈性传染病

一、概述

（一）定义

烈性传染病是一种传播迅速、病情严重、病死率高、需采取紧急防治措施的传染性疾病，如鼠疫、霍乱、炭疽等。

（二）分类

按照病原体类型可将烈性传染病分为细菌性烈性传染病、病毒性烈性传染病、寄生虫性烈性传染病等。

1.细菌性烈性传染病　主要包括鼠疫、霍乱、肺结核、痢疾、伤寒、炭疽等。

2.病毒性烈性传染病　主要包括麻疹、获得性免疫缺陷综合征、新冠等，均由相应的病毒引起。

3.寄生虫性烈性传染病　由寄生虫感染引起，如血吸虫病、疟疾、丝虫病等。

二、流行病学特点

（一）发病阶段

烈性传染病的典型病程可分为以下四期。

1.潜伏期　烈性传染病的潜伏期为1～5天，由于炭疽杆菌侵入途径不同，皮肤炭疽的潜伏期一般为1～5天，也可短至几小时，长至12天左右，病变多见于面、颈、肩、手和脚等裸露部位。肺炭疽的潜伏期较短，一般在几小时之内，患者可出现非特异性流感样症状。腺鼠疫潜伏期多为2～5天，原发性肺鼠疫为数小时至3天，曾经接受鼠疫疫苗预防接种者可长达9～12天，患者起病急骤，畏寒发热，体温迅速升至39～40℃，伴恶心呕吐、头痛及四肢痛，颜面潮红、结膜充血、皮肤黏膜出血等，继而可出现意识模糊、言语不清、步态蹒跚、腔道出血及衰竭和血压下降等。

2.前驱期　烈性传染病的前驱期因疾病类型而不同。如皮肤炭疽表现为斑疹或丘疹，次日出现水疱，内含淡黄色液体，周围组织肿胀。肺炭疽患者则有短期、非特异性流感表现，如畏寒、发热、头晕头痛、四肢肌肉或关节酸痛等。

3.症状明显期　烈性传染病的显著症状开始出现，该期的腺鼠疫患者可表现为受侵部位淋巴结肿大，好发部位依次为腹股沟淋巴结、腋下、颈部及颌下淋巴结，多为单侧，表现为迅速的弥漫性肿胀，淋巴结明显触痛且坚硬，周围组织水肿，可有充血和出血。肺鼠疫在起病的24～36小时内可发生剧烈的胸痛、咳嗽、咳大量粉红色或鲜红色泡沫痰；呼吸急促并呼吸困难。皮肤炭疽第3～4天，中心呈现出血性坏死而稍有下陷，四周有成群小水疱，水肿区继续扩大。第5～7天坏死区破溃成浅溃疡，后期形成炭疽痂。肺炭疽患者发病2～4天后出现严重的呼吸困难、高热、发绀、咯血、喘鸣、胸痛和出汗。

4.恢复期　皮肤炭疽恢复期水肿消退，黑痂在1～2周内脱落，逐渐愈合成瘢痕，但肺炭疽、肠炭疽、败血症鼠疫患者可于症状明显期后发生感染性休克并于24小时内死亡。

（二）感染与传播

1.传染源　烈性传染病多为自然疫源性疾病，其传染源主要为动物，如鼠疫的传染源是鼠类和其他啮齿动物，炭疽的传染源则是患病的食草动物，如牛、羊、马、骡、骆驼、猪和犬，它们可因吞食染菌食物而得病。健康带菌者和恢复期带菌者都可作为传染源。

2.传播途径　烈性传染病的传播途径主要包括鼠蚤传播、接触传播和飞沫传播。

（1）鼠蚤传播：是鼠疫的主要传播途径。以蚤为媒介，构成“啮齿动物→蚤→人”的传播方式，鼠蚤叮咬是主要传播途径。

（2）接触传播：如鼠疫或炭疽可因直接与患者痰液、脓液或病兽毛皮、血、肉接触，经破损皮肤或黏膜感染引起，而吸入带有芽孢的灰尘可引起肺炭疽，进食染菌的肉类及乳制品可引起肠炭疽。

（3）飞沫传播：肺鼠疫患者痰中的鼠疫杆菌可借飞沫传播，引起人间鼠疫大流行。

3.易感人群　人群普遍易感，无性别年龄差别。病后可获持久免疫力，预防接种可获得一定的免疫力。

4.流行特点　全年均可发病，多为散发，但有季节性高峰，与动物活动与繁殖情况有关，多见于7～9月，肺鼠疫多在10月以后。本病世界各地均有发生，多发生于牧民、农民及从事屠宰、肉类加工、皮毛加工者和兽医等。

（三）流行过程

1940年以来，全球烈性传染病发生率呈现明显上升态势。烈性传染病的病原体多为人畜共患，且人类社会活动给传染病的发生创造了有利的条件，一旦发生跨种传播，极易出现新发传染病暴发流行，严重影响人民生命安全，威胁社会稳定与经济发展。

研究发现，在近1 000种脊椎动物病毒中，有近300种对人类致病。其中至少204种跨过物种界限从动物传到人，比例高达70%。此外，这些脊椎动物病毒中任何一种均有可能成为人类的潜在危害。我国地域辽阔、地理环境复杂、动植物分布广泛，为传染病的自然循环提供了宿主、媒介和生态环境。自1972年以来，共出现近50种新发传染病，其中50%以上为病毒病，而大多数病毒病，包括新发病毒病，均为跨种传播后自然疫源性疾病，如SARS、SFTS、H5N1和H7N9等，其病死率均在30%以上，不仅影响了公共健康卫生，而且极大影响了农业和畜牧业的发展。2005年我国湖南、安徽等17个省区市及香港特区陆续出现H5N1禽流感病例。2013年初，中国暴发了H7N9高致病性禽流感。据世界卫生组织统计，截至2015年2月23日，世界范围内共有571人实验室确认感染H7N9病毒，212例死亡，中国感染人数为568人。暴发于2009年3～7月的SFTS病毒病，共造成约2 500人感染，死亡率为7.3%，给我国的社会稳定和经济发展造成极大的影响。

此外，由于发达的全球贸易和交通，人口及物品快速流动，社会经济生活迅猛发展，使得人与人之间、人与动物之间的接触概率和频率明显增加，导致烈性病原体传播速度快，波及范围广，易造成全球流行。如2014年在西非出现的埃博拉病毒疫情最大且最复杂，出现的病例和死亡数字超过了其往次疫情的总和，不仅在非洲地区跨国界流行，而且通过旅行传播至世界各地。我国已相继发生基孔肯亚病毒、中东呼吸综合征、H1N1和寨卡病毒输入性传播。基孔肯亚热主要流行于非洲和东南亚地区，2008年3月4日，在广州确诊的一例患者为中国内地首例输入性基孔肯亚热病例。2009年5月11日，四川成都首现输入性H1N1病例，2009年5月29日至11月13日，我国内地31个省区市累计报告65 927例确诊病例，死亡43例。2012年中东呼吸综合征冠状病毒跨越种属限制，从骆驼致人感染，迄今已经在26个国家发现该病毒感染，共造成1 621例实验室确认感染，584名患者死亡，死亡率达36%，2015年我国出现1例中东呼吸综合征输入病例。2015年底寨卡病毒在南美洲流行，迄今拉丁美洲和加勒比海地区大约20个国家出现寨卡病毒感染病例，2016年2月我国大陆确诊5例输入性寨卡病毒感染病例。

三、临床表现

（一）全身症状

1.发热　腺鼠疫潜伏期多为2～5天；原发性肺鼠疫为数小时至3天。曾经接受鼠疫疫苗预防接种者，可长达9～12天。起病急骤，畏寒发热，体温迅速升至39～40℃，伴恶心呕吐、头痛及四肢痛，颜面潮红、结膜充血、皮肤黏膜出血等。继而可出现意识模糊、言语不清、步态蹒跚、腔道出血及衰竭和血压下降等。

2.急性淋巴结炎　严重急性淋巴结炎为腺鼠疫最为常见的表现，好发部位依次为腹股沟淋巴结（约占70%）、腋下淋巴结（约占20%）、颈部及颌下淋巴结（约占10%），一般为单侧。起病急骤，病初淋巴结即有肿大变硬，且发展迅速，淋巴结及其周围组织出现显著的红、肿、热、痛，并与周围组织粘连成块，触痛剧烈，患者常取强迫体位，同时可伴有严重的全身毒血症症状。若治疗及时，淋巴结肿大可逐渐消退。若治疗不及时，淋巴结迅速化脓破溃，多数患者可于3～5天内因严重毒血症、休克、继发败血症或肺炎而死亡。

3.皮肤改变　为炭疽最多见症状，约占90%以上。病变多发生于面、颈、肩、手和脚等部位。最初在病原体侵袭部位出现红斑，继而成为丘疹。逐渐发展为水疱，内含淡黄色液体，周围组织肿胀并且发硬。第3～4天水疱中心呈现出血性坏死而稍下陷，周围常有成群小水疱。水肿区继续扩大。第5～7天水疱溃破成浅溃疡。血样分泌物结成硬而黑似炭块状焦痂，痂下有肉芽组织称为炭疽痈。焦痂坏死区面积大小不等，其周围有皮肤浸润及较大范围的水肿。病变部位疼痛不明显，有轻微痒感，无脓肿形成。此后水肿逐渐消退，黑痂在1～2周内脱落，逐渐愈合形成瘢痕。病程中常有发热、头痛和全身不适等中毒症状。皮肤型鼠疫也会引起皮肤改变，病菌侵入局部皮肤出现疼痛性红斑点，数小时后发展成水疱，形成脓疱，表面覆有黑色痂皮，周围有暗红色浸润，基底为坚硬溃疡，颇似皮肤炭疽。偶见全身性脓疱，类似天花，有天花样鼠疫之称。

4.肺炎　鼠疫患者的肺炎多见于肺鼠疫，既可是原发性，亦可为继发于腺鼠疫患者，病死率极高。继发肺鼠疫先有腺鼠疫表现，继而发展为败血症，随即出现肺炎表现。起病急骤，病情发展迅速，表现为寒战、高热，剧烈胸痛，咳嗽、咳大量泡沫血痰或鲜红色痰，呼吸急促、发绀，肺部检查肺底可有少量散在湿啰音或轻微胸膜摩擦音。肺部体征较少，与严重的全身症状不相称为本病特征。病情危重，发展迅速，患者可因休克、心力衰竭等于2～3天内死亡。炭疽也会引起肺炎，由吸入炭疽杆菌芽孢引起，亦可继发于皮肤炭疽。通常是致死性的且难以诊断。起病多急骤，发病初期一般有低热、干咳及乏力等流感样表现。2～4天后病情加重，出现寒战、高热、呼吸困难、发绀、喘鸣、咯血样痰及胸痛等症状，肺部出现湿啰音、哮鸣音及胸膜摩擦音。可发生休克并在24小时内死亡。常并发败血症及脑膜炎。

5.败血症　败血症为鼠疫最凶险的症状，见于败血症型鼠疫，多继发于肺鼠疫或腺鼠疫。主要表现为突发寒战、高热或体温不升，谵妄或昏迷，无淋巴结肿大，皮肤黏膜广泛出血，弥散性血管内凝血（DIC）和心力衰竭，多在1～3天内死亡。因皮肤发绀及广泛出血、瘀斑、坏死，尸体死后皮肤呈紫黑色，因此有“黑死病”之称。炭疽引起的败血症多继发于肺、肠道和严重皮肤炭疽。表现除原发局部炎症加重外，全身毒血症状更为严重，常发生感染性休克、DIC和脑膜炎等，病情迅速恶化而死亡。

6.肠道表现　鼠疫除全身中毒症状外，还有腹泻及黏液血样便，并有呕吐、腹痛、里急后重，粪便可检出病菌。肠道炭疽，临床极罕见，起病类似急性胃肠炎，出现严重呕吐、腹痛与腹泻水样便，伴发热，一般经2～3天康复。重者高热，剧烈腹痛、腹胀，腹泻血性水样便。可有明显压痛、反跳痛、腹肌紧张等急性腹膜炎表现。易并发败血症休克而死亡。

7.其他表现　鼠疫其他分型如脑膜脑炎型、眼型、咽喉型等，还会表现出脑膜脑炎、化脓性结膜炎、鼻咽部等感染症状。

（二）实验室检查

1.血常规检查　白细胞总数及中性粒细胞增多，红细胞与血红蛋白减少则因出血程度而异，血小板可减少。

2.病原学检测　取病灶渗出物、分泌物、呕吐物、痰、粪、血及脑脊液淋巴结穿刺液等作涂片或培养，可以发现病原菌。

3.血清学检查

（1）间接血凝反应（IHA）：将特异性抗原（或抗体）致敏的红细胞与被检材料混合，用于检查和测定抗体（或抗原）。是一种快速、敏感、特异性高的血清学诊断方法。不仅可检查活菌和死菌，也可检查可溶性抗原以及污染、腐败的材料。20世纪70年代于我国得到普遍推广，是目前行之有效的快速诊断方法之一。

（2）荧光抗体染色镜检（IFA）：具有快速、敏感度及特异性较高的优点，但有假阳性或假阴性。

（3）放射免疫沉淀试验（RIP）：敏感、高度特异，是目前鼠疫监测、查源较为理想的方法之一，特别是轻型和不典型病例的追索诊断，作为IHA的补充，具有一定的实用价值。

（4）葡萄球菌A蛋白的血凝改进方法（SPA-IHA）：比间接血凝的检出率高，方法更简便，适于野外基础实验使用。

（三）其他检查

肺炭疽及肺鼠疫可通过胸部X线检查来判断胸部病变部位，肺炭疽可见纵隔增宽、胸腔积液和支气管肺炎征象，而肺鼠疫可见肺底少量散在湿啰音或轻微胸膜摩擦音。

四、治疗与护理

（一）治疗

1.一般治疗　急性期应卧床休息，保证充足的热量摄入，补充足够的液体。

2.对症治疗　皮肤严重水肿和重症患者，应遵医嘱给予肾上腺皮质激素，常用氢化可的松，每天100～300mg静脉滴注；高热惊厥者给予镇静剂；呼吸困难、循环衰竭及合并DIC者，应予吸氧、抗休克及应用肝素治疗等。

3.抗生素治疗

（1）链霉素：腺鼠疫者，成人首剂量lg，以后每次0.5～0.75g，每4小时1次肌内注射，1～2天后改为每6小时1次。患者体温下降至37.5℃以下，全身及局部症状好转，可逐渐减量。体温恢复正常、全身及局部症状消失者，可按常规用量继续用药3～5天，疗程一般为10～20天，链霉素使用总量一般不超过60g。肺鼠疫和败血症鼠疫者，成人首剂量2g，以后每次lg，每4小时或6小时1次肌内注射，症状显著好转后可逐渐减量。疗程一般为10～20天，链霉素使用总量一般不超过90g。为了提高疗效，链霉素可与磺胺类或四环素等联合用药。在应用链霉素过程中，应注意观察有无耳鸣及听力下降，如出现耳鸣，应立即停用，并及时通知医生。

（2）氯霉素：有脑膜炎症状者，在特效治疗的同时辅以氯霉素治疗。成人每天50mg/kg，每6小时1次静脉滴注，疗程10天。主要不良反应是抑制骨髓造血功能。在用药期间应定期做血常规检查，监测血象变化。小儿及孕妇慎用。

（3）青霉素G：是炭疽首选药物，皮肤炭疽每天240万～320万U，静脉注射，疗程7～10天；肺、肠炭疽、炭疽败血症及并发脑膜炎者，每天剂量应增至1 600万～3 200万U，分4次静脉滴注，并合用氨基糖苷类抗生素如链霉素、庆大霉素、卡那霉素等，疗程需2～3周以上，新近证实喹诺酮类抗菌药物对本病亦有疗效。

（二）护理

1.一般护理

（1）隔离措施：采取严密隔离，严格执行隔离原则要求。病区内必须做到无鼠无蚤，入院时对患者做好卫生处理（更衣、灭蚤及消毒）。患者病室应每天消毒1次，可用紫外线照射，0.1%～0.2%过氧乙酸或0.2%的漂白粉澄清液等作喷雾消毒。患者的分泌物、呕吐物、排泄物及一切用过的物品均应严格消毒，包扎伤口的敷料及室内垃圾应焚烧处理，工作人员的手或皮肤有破损时应避免护理患者。嘱患者卧床休息至全身症状消失后再下床活动，帮助患者采取适宜的体位，避免挤压伤口。炭疽患者需隔离至创口愈合、痂皮脱落或症状消失，分泌物或排泄物连续2次（间隔5天）培养阴性为止。

（2）饮食护理：急性期应给予营养丰富、高热量、易消化的流质或半流质饮食，并注意补充液体。必要时通过鼻饲或静脉输液补充，以保证营养及液体的摄入。肠炭疽患者应给予清淡少渣、避免产气的食物。

（3）心理护理：鼠疫起病急，病情进展快，病死率高，在救治过程中又需严密隔离，会使患者感到极度紧张与恐惧，患者迫切希望尽快得到有效治疗；皮肤炭疽患者面部、颈部、手部等暴露部位发生病变，重者发生溃疡感染化脓，严重者发生坏死；肺炭疽发病急骤，死亡率高，会使患者焦虑、紧张及恐惧。因此，应多与患者沟通，理解患者的处境，给予体贴、安慰与关心，鼓励患者说出其所关心的问题并给予耐心解答，使患者减轻心理压力，积极配合治疗与护理。告知隔离限制措施是为了控制皮肤炭疽的相互感染，是暂时的，这是为患者家属和社会着想，争取得到患者的理解。

2.病情观察　烈性传染病起病急，病情严重且发展迅速，应注意严密观察病情。①监测生命体征及意识变化。②注意局部淋巴结病变程度，有无肺部病变，皮肤如皮损的程度、焦痂的部位和大小等，黏膜、脏器等出血表现。③观察并记录患者24小时出入液量。④观察实验室及其他检查结果，以及时了解病情变化。⑤及早发现休克表现及剧烈头痛、颈项强直、谵妄、抽搐等脑膜炎征象。

3.用药护理　遵医嘱早期、联合、足量应用敏感抗菌药物，注意观察药物疗效及不良反应。如链霉素应注意有无耳鸣及听力下降，若出现耳鸣应立即停止用药，通知医生进行处理。

4.对症护理

（1）发热的护理：周围循环不良者，如面色苍白、脉搏细速、四肢厥冷禁用冷敷和乙醇擦浴。皮肤有出血倾向也不能用乙醇擦浴。其他措施参见本章第四节虫媒传染病发热的护理。

（2）急性淋巴结炎的护理：①患者因局部淋巴剧烈疼痛，多采取强迫体位，应给予软垫或毛毯等适当衬垫加以保护。②局部热敷或鱼石脂酒精外敷，可缓解疼痛。③切忌挤压。④肿大淋巴结化脓时应切开引流，破溃者应及时清创，做好创口护理及消毒、隔离处理。

（3）肺鼠疫的护理：①应注意保持呼吸道通畅，及时清除口咽部的分泌物及痰液，必要时可行气管切开。②有呼吸困难者可取半坐位或坐位，并给予吸氧。

（4）皮肤创口的护理：对皮肤炭疽患者，局部病灶除取标本作诊断外，切忌挤压、触摸和切开引流，以防感染扩散而发生。败血症创面可用1∶2 000高锰酸钾溶液冲洗干净后敷以红霉素或四环素软膏，用消毒纱布包扎，防止继发感染。保持创面清洁，每次换药时应注意观察创面情况，如分泌物的多少、坏死范围，有无新的水疱、周围水肿的程度等，并做好记录。患肢应适当抬高固定。

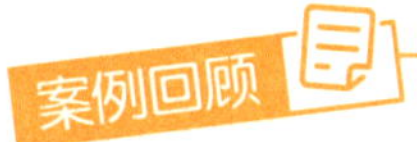

病房护士应扮演的角色：

（1）照顾者：在做好患者和家属的疫情防控工作的同时，提供给他们生活上的照顾。

（2）教育者：由于患者和家属对传染性疾病的传播和防控方法了解甚少，应在工作岗位上进行流调和防控管理时实施有效的健康教育，帮助患者和家属提高防护意识和自我防护能力。

（3）管理者：在护理工作中应落实管理的职责。①对全人的管理：对患者及家属做好相关流调、防止疾病播散的管理工作。②对物的管理：按照消毒隔离制度要求，做好各种重复使用物品的清洗、消毒、保管工作。③对环境的管理：加强病区环境管理，营造整洁、舒适、安静的病房环境，同时做好病区各区域地面、台面、空气等环境的消毒工作，以确保诊疗环境安全。

（4）监测者：病房护士在流调及疫情防控工作中还承担着监控的重要职责，包括各项医院感染控制制度的落实执行，监控病房感染病例人数，是否有新发病例及病例转归情况，登记并随时与医院感染科联系。

（5）学习者：在传染性疾病的暴发和流行期间积极参与医院组织的相关培训，进一步掌握疾病的相关流行病学、消毒与隔离措施等。

（6）宣传者：向周围的亲属朋友宣传传染性疾病的预防措施，帮助他们主动参与到传染性疾病的防控工作中。

（7）志愿者：在传染性疾病流行期间主动承担志愿者的工作。

病房护士应掌握的知识技能：①传染性疾病的流行病学知识、消毒与隔离技术、防控措施。②传染性疾病的流调与管理知识。③标本采样技术。

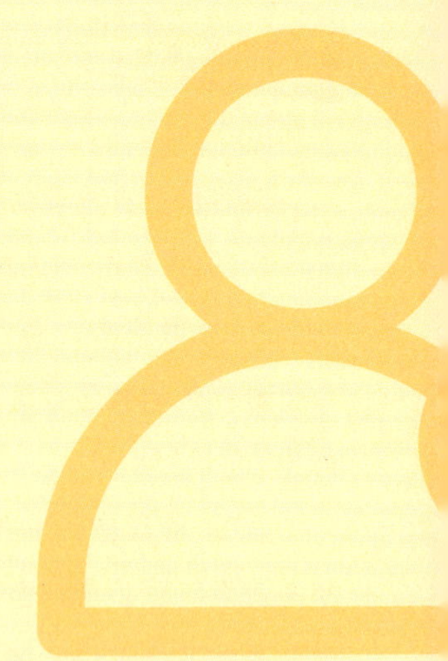

第六章 放射与化学类公共卫生事件护理

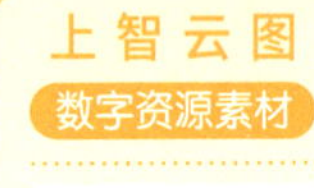

章前引言

电离辐射是远古时代就已存在的自然现象，随着自然科学的发展，人们至20世纪末才意识到电离辐射的存在。在发现、应用X射线和放射性物质的初期，人们对电离辐射的生物危害效应尚不了解。20世纪以来，全球出现了一系列重大公共卫生事件，如1954年马绍尔群岛核试验造成核污染，1986年苏联切尔诺贝利核电站4号堆事故。

放射治疗是使用放射线及设备治疗恶性肿瘤（偶有良性病）的一种临床治疗手段，是肿瘤治疗的三大手段之一。1972年12月9日，武汉市某医院钴-60治疗机进行检修，钴-60源掉落在机头出线口处的滤过板上且未被发现，检修后未经检测即开始治疗患者，直至12月25日工作人员检查机头、取下滤过板时方发现。此时已造成21名患者受到以局部为主的多次分割全身大剂量照射。其中2人患重度骨髓型急性放射病（死亡），7人为中度急性放射病，6人为轻度急性放射病，5人为急性放射反应。

随着全球经济的迅速发展，化学工业及其产品在世界经济中的地位和作用日益突出。然而，自然、人为等因素造成的化学灾害事故，给人类的生命、财产、生态环境和社会发展带来了严重危害。印度博帕尔农药厂异氰酸甲酯泄漏事故、海湾战争引起的综合征、北约对南联盟科索沃化学工业区轰炸次生的化学灾害事故等造成的损失和危害都触目惊心，引起了国际社会的普遍关注。

在面对放射与化学类公共卫生事件时，我国的相关理论和实践探索也得到了迅速发展。护士应了解放射与化学类公共卫生事件的救治原则，以便更好地救治患者。

学习目标

1. 识记急性放射性损伤、皮肤放射损伤、内照射放射损伤的定义及临床表现。
2. 识记化学类损伤人员的分类洗消。
3. 理解急性放射性损伤、皮肤放射损伤、内照射放射损伤的病理基础、分型和分度。
4. 理解化学类公共卫生事件的分类。
5. 学会放射与化学类公共卫生事件的护理措施。

思政目标

培养良好的职业价值感及爱岗敬业精神，学会在遇到放射与化学类公共卫生事件时，运用专业的知识对全民进行救护。

案例导入

山西农业科学院旱地农业研究中心有两套钴-60辐照装置，置建于1975年，设计装源活度2万居里，事故发生时装源活度16 427.62居里。山西环保局于2005年4月对旧辐射装置进行现场执法检查，发现该辐照装置缺少全部安全联锁装置，责令关停该辐照装置。但山西农业科学院旱地农业研究中心自2005年4月以后未向环保部门请示，擅自启用旧辐照装置。

2007年4月11日下午1点40分左右，带班班长郭某在未将放射源降至安全位置的情况下，携带FD-71剂量仪（经现场检查，该剂量仪不能正常工作），未佩戴个人剂量报警仪，带领4名搬运工（曹某、郭某、姚某、刘某）进入辐照室进行货物搬运操作；郭某（班长）、曹某离放射源较近（60～120cm），郭某（搬运工）、姚某、刘某离放射源较远（>120cm），且反复进出辐照室；还有另一名搬运工曹某在辐照室外将辐照过的中药产品装车（未进入辐照室）。2点左右，货物搬运工作基本完成，姚某发现控制台旁放射源手摇装置未摇动降源，放射源处在辐照位置，立即通知其他人员撤离辐照室，并将放射源摇到安全位置。6人离开旧辐照装置后，立即将发生的事故向总经理郭某进行了报告，5名受照人员当晚送往北京三〇七医院救治。

事故共造成5人超剂量照射，照后1～3小时不同程度出现恶心、呕吐，随后个别有头痛、腹泻、发热症状，面部、颈部、双手、眼睑充血。照后42小时内，白细胞总数上升，淋巴细胞绝对数下降，其中郭某（班长）的淋巴细胞降为0。经临床诊断，5人均为急性放射病，其中郭某（搬运工）、曹某为极重度骨髓型，其余3人为中度骨髓型放射病。

思考题

作为一名公共卫生护士，应分析总结事故原因，避免类似事件的发生。对上述患者应有哪些护理措施？

第一节　急性放射性损伤

一、定义

急性放射性损伤指人体一次或短时间（数天）内分次受到大剂量电离辐射照射引起的全身性损伤的疾病，即外照射急性放射病。其病程在临床上可分为初期、假愈期、极期和恢复期。

二、发生条件

1.医疗照射　大剂量化疗加全身放射治疗（TBI）是经典的造血干细胞移植方案。目前照射方法主要是2Gy（电离辐射能量吸收剂量的标准单位），5次分3天，既减轻不良反应，又要尽可能杀死肿瘤细胞。

2.事故照射　①放射性物质污染：苏联切尔诺贝利核电站4号堆事故，释放出的放射性物质总量约为12×10^{18}Bq（放射性活度标准单位），释放出的放射性核素主要是碘和铯。②医疗事故：由于医疗过程中造成的急性放射性损伤，如治疗剂量错误、治疗部位错误、患者错误、误闯照射室、给予哺乳期妇女照射等。

3.应急照射　因放射源意外使人群受到辐射。如放射源泄露、民众拾到遗弃放射源等。

4.核武器辐射　核战争造成的急性放射性损伤。

三、分型和分度

（一）分型

外照射急性放射病按患者受照射剂量的大小、主要症状、病程特点和严重程度一般分为三型，如果将心血管型急性放射病也划入可分为四型，见表6-1。

表6-1 外照射急性放射病分型

型别	剂量(Gy)	主要临床表现	主要病理变化	治疗	预后
骨髓型	1～10	出血、感染	骨髓抑制	对症治疗，骨髓移植	可治愈，有死亡
肠型	10～25	高热、腹泻、电解质失衡	肠上皮细胞分裂停止，上皮细胞脱落	对症治疗，姑息治疗	部分可治愈，死亡率高
心血管型	20～50	循环衰竭症状，死于心源性休克	心脏和全身血管广泛性损伤	姑息治疗	死亡率高
脑型	＞50	震颤、惊厥、运动失调	脑炎、脑水肿、小脑颗粒性细胞变性	姑息治疗	死亡

1.骨髓型急性放射病

（1）轻度急性放射病：辐射剂量＜2Gy，外周血淋巴细胞可正常或降低。

（2）中度急性放射病：辐射剂量在2～4Gy，分期明显，受照射后2小时左右出现初期症状，外周血淋巴细胞绝对值3日内减至0.75×10^9/L左右。假愈期3～4周。极期前出现脱发，极期出现高热、感染与出血症状。

（3）重度急性放射病：辐射剂量在4～6Gy，属半数致死剂量范围。死亡率高，经积极治疗有可能存活，恢复期较长，生殖功能恢复需2年左右，甚至可出现不育症。

（4）极重度急性放射病：辐射剂量在6～10Gy，属绝对致死剂量。

2.肠型急性放射病　全身或腹部遭受大剂量（10～25Gy）辐射造成的损伤，临床表现为剧烈的胃肠道症状，病程急剧，不易救治，可造成近100%死亡，一般死于照射后数十天之内。

3.心血管型急性放射病　受照剂量范围在20～50Gy，表现为心脏和全身血管广泛损伤，循环衰竭，一般死于心源性休克，但目前认识尚不统一。

4.脑型急性放射病　受到50Gy以上超致死剂量照射后出现的极其严重的急性放射病。表现为昏迷、休克、丧失定向能力、共济失调、肌张力增强、肢体震颤、抽搐等症状。早期失能，进而完全丧失中枢控制，是脑型放射病发展的特点。

（二）分级标准

肿瘤放射治疗学会（RTOG）将急性放射损伤分为五级，见表6-2。

表6-2 RTOG急性放射损伤分级标准

器官组织	0级	1级	2级	3级	4级
皮肤	无变化	滤泡样暗红色斑/脱发/干性脱皮/出汗减少	触痛性或鲜红色斑，片状湿性脱皮/中度水肿	皮肤褶皱以外部位的融合的湿性脱皮，凹陷性水肿	溃疡，出血，坏死
黏膜	无变化	充血/可有轻度疼痛，无须止痛药	片状黏膜炎，或有炎性血清血液分泌物，或有中度疼痛，需止痛药	融合的纤维性黏膜/可伴重度疼痛，需麻醉药	溃疡，出血，坏死

（续表）

器官组织	0级	1级	2级	3级	4级
眼	无变化	轻度黏膜炎，有或无巩膜出血/泪液增多	轻度黏膜炎或不伴角膜炎，需激素和（或）抗生素治疗/干眼，需用人工泪液/虹膜炎，畏光	严重角膜炎伴角膜溃疡/视敏度或视野有客观性的减退/急性青光眼/全眼球炎	失明（同侧或对侧的）
耳	无变化	轻度外耳炎伴红斑、瘙痒、继发干性脱皮，不需要药疗，听力图与疗前比无变化	中度外耳炎（需外用药物治疗）/浆液性中耳炎/仅测试时出现听觉减退	严重外耳炎，伴溢液或湿性脱皮/有症状的听觉减退，与药物无关	耳聋
唾液腺	无变化	轻度口干/唾液稍稠/可有味觉的轻度变化如金属味/这些变化不会引起进食行为的改变，如进食时需要量的增加	轻度到完全口干/唾液变黏变稠/味觉发生明显改变	—	急性唾液腺坏死
咽和食管	无变化	轻度吞咽困难或吞咽疼痛/需麻醉性止痛药/需进流食	持续的声嘶但能发声/牵涉性耳痛、咽喉痛、片状纤维性渗出或轻度喉水肿，无须麻醉剂/咳嗽，需阵咳药	讲话声音低微/牵涉性耳痛、咽喉痛，需麻醉剂/融合的纤维性渗出，明显的喉水肿	明显的呼吸困难、喘鸣、咯血/气管切开或需要插管
上消化道	无变化	厌食伴体重比疗前下降≤5%/恶心，无须止吐药/腹部不适，无须抗副交感神经药或止痛药	厌食伴体重比疗前下降≤5%/恶心和（或）呕吐，需要止吐药/腹部不适，需止痛药	厌食伴体重比疗前下降≥5%/需鼻胃管或肠胃外支持，恶心和（或）呕吐，需插管或肠胃外支持/腹痛，用药后仍较重/呕血或黑便/腹部膨胀，平片示肠管扩张	肠梗阻，亚急性或急性梗阻，胃肠道出血需输血/腹痛需置管减压或肠扭转
下消化道包括盆腔	无变化	大便次数增多或大便习惯改变，无须用药/直肠不适，无须止痛治疗	腹泻，需要抗副交感神经药（如止吐宁）/黏液分泌增多，无须卫生垫/直肠或腹部疼痛，需止痛药	腹泻，需肠胃外支持/重度黏液或血性分泌物增多，需卫生垫/腹部膨胀，平片示肠管扩张	急性或亚急性肠梗阻，胃肠道出血需输血，腹痛或里急后重，需置管减压，或肠扭转
肺	无变化	轻度干咳或劳累时呼吸困难	持续咳嗽需麻醉性止咳药/稍活动即呼吸困难，但休息时无呼吸困难	重度咳嗽，对麻醉性止咳药无效，或休息时呼吸困难/临床或影像有急性放射性肺炎的证据/间断吸氧或有可能需要类固醇治疗	严重呼吸功能不全/持续吸氧或辅助通气治疗
生殖泌尿道	无变化	排尿频率或夜尿为疗前的2倍/排尿困难、尿急，无须用药	排尿困难或夜尿少于每小时1次，排尿困难、尿急、膀胱痉挛，需局部用麻醉剂（如非那吡啶）	尿频伴尿急和夜尿，每小时1次或更频/排尿困难，盆腔痛或膀胱痉挛，需定时、频繁地予麻醉剂/肉眼血尿伴或不伴血块	血尿需输血/急性膀胱梗阻，非继发于血块、溃疡或坏死
心脏	无变化	无症状但有客观的心电图变化证据；或心包异常，无其他心脏病证据	有症状，伴心电图改变和影像学上充血性心力衰竭的表现，或心包疾病/无须特殊治疗	充血性心力衰竭，心绞痛，心包疾病，可能需抗癫痫药物	充血性心力衰竭，心绞痛，心包疾病，心律失常，对非手术治疗无效

（续表）

器官组织	0级	1级	2级	3级	4级
中枢神经系统	无变化	功能完全正常（如能工作），有轻微的神经体征，无须用药	出现神经体征，需家庭照顾/可能需护士帮助/包括类固醇的用药/可能需抗癫痫药物	有神经体征，需住院治疗	严重的神经损害，包括瘫痪、昏迷或癫痫发作，即使用药仍每周＞3次/需住院治疗
血液学白细胞 $\times10^9$/L	≥4.0	3.0~＜4.0	2.0~＜3.0	1.0~＜2.0	＜1.0
血小板 $\times10^9$/L	＞100	75~＜100	50~＜75	25~＜50	＜25或自发性出血
中性粒细胞 $\times10^9$/L	≥1.9	1.5~＜1.9	1.0~＜1.5	0.5~＜1.0	＜0.5或败血症
血红蛋白 g/L	＞11	9.5~11	＜7.5~9.5	＜5.0~7.5	—
血沉 %	≥32	28~＜32	＜28	需输注浓缩红细胞	—

四、病理基础

1.对造血系统的损伤　主要抑制或破坏造血干细胞各增殖细胞的增殖能力。造血系统细胞的放射敏感性顺序为：淋巴细胞＞幼红细胞＞幼单核细胞＞幼粒细胞＞巨核细胞＞各系成熟血细胞＞网状内皮细胞与脂肪细胞。

2.出血　急性放射对机体造成损伤的主要症候之一是出血，也是急性放射性损伤导致死亡的主要原因之一。导致出血机制：凝血障碍、毛细血管通透性改变、血管脆性增高、血小板质和量改变、血小板数量减少、血小板形态改变、血小板凝血功能障碍、血小板携带5-羟色胺功能障碍、血小板对毛细血管的保护作用减弱。

3.对肠道系统的损伤

（1）肠隐窝上皮：坏死脱落，清除。隐窝空隙加大，固有膜充血、水肿，故肠壁显著增厚。

（2）肠绒毛变短，黏膜大片坏死脱落，皱襞萎缩，肠壁变薄。由于肠黏膜坏死脱落，故创面直接暴露于肠腔与肠内容物接触。

人体遇急性辐射时肠道系统严重受损，血液和淋巴液不断从损伤的小血管和淋巴管外流，加之频繁的呕吐及腹泻，致大量体液丧失，水、电解质严重紊乱，血液浓缩，血压下降，循环衰竭。另一方面，肠腔内毒性物质及细菌也可直接入血，引起中毒和感染。在此过程中，肠分泌、蠕动、消化、吸收等功能均严重障碍，患者产生剧烈腹痛、腹泻、顽固性呕吐、拒食、发热及血水样便、全身衰竭等。

五、临床表现

临床表现分为四期：初期阶段、假愈期阶段、极期阶段和恢复期阶段。

1.初期阶段　急性放射病的初期阶段是在受照射后数分钟至1日或2日开始，可持续1日至数日。主要表现为神经和胃肠功能改变，特别是自主神经功能紊乱的症状。主要症状为乏力、头晕、恶心、呕吐、食欲下降，还可能出现心悸、出汗、口渴、体温上升、失眠或嗜睡等。

2.假愈期阶段　初期的症状缓解或基本消失，但机体内部病理过程在继续发展。假愈期的有无或长短是判断急性放射病严重程度的重要标志之一　。

3.极期阶段　极期是急性放射病病情严重，各种症状、体征和实验室检查变化明显，即临床表现最为严重的时期，是患者生存或死亡的关键时刻。患者外周白细胞下降至$2.0 \times 10^9/L$，临床出现脱发、皮肤黏膜出血点、体温升高和菌血症是进入极期的标志。受照射剂量越大，则极期开始越早。表现有：①造血功能障碍。②严重感染。③明显出血。④胃肠道症状。

4.恢复期阶段　机体各部分开始恢复。

六、诊断和护理

（一）诊断

根据患者接受的照射剂量的大小、病情发展和各项化验指标做出诊断。

1.物理剂量和生物剂量测量

（1）物理剂量测定：详细了解事故辐射场的情况、人与放射源的几何位置、有无屏障、人员移动情况和时间变化等。

（2）生物剂量测定：利用体内某些敏感的辐射生物效应指标来反映患者受照射的剂量。目前公认淋巴细胞染色畸变率是合适的生物剂量计。

2.临床表现　放射性损伤的临床表现，以及出现的时间和严重程度，可作为诊断依据。

3.化验检查

（1）外周血象：白细胞计数下降，粒细胞/淋巴细胞比例倒置，白细胞、红细胞、血小板形态变化。

（2）骨髓：骨髓分裂指数下降，骨髓象正常或骨髓严重抑制。

（3）生化检查：血尿淀粉酶升高，尿牛磺酸增高，尿肌酸增高。

（二）治疗原则

轻度放射病在平时可短期住院观察，对症治疗；战时对症处理、留队观察即可。中度以上放射病都需住院治疗，重度和极重度不仅应立即住院治疗，而且要抓紧早期的预防性治疗措施，做到“狠抓早期、主攻造血、着眼极期”，有利于提高患者生存率。

抗感染、抗出血、减轻造血功能的损伤，维持水、电解质平衡，输注血细胞悬液，加强营养，改善微循环，必要时采用同种骨髓移植等。

（三）护理

1.初期阶段　主要针对初期症状对症护理，并根据病变特点采取减轻损伤的措施。①保持患者安静休息和情绪稳定。②早期遵医嘱给抗放药。③遵医嘱给予镇静、止吐等对症治疗，如给安定、甲氧氯普胺等。④有眼结膜充血、皮肤潮红等症状者，遵医嘱给苯海拉明、异丙嗪等脱敏药。⑤改善微循环。⑥重度以上患者早期，遵医嘱给肠道灭菌药，并做好消毒隔离。⑦严重的极重度患者早期，配合做好造血干细胞移植准备。

2.假愈阶段　重点是保护造血功能、预防感染和预防出血。①加强护理，注意观察病情变化。鼓励患者多进食高热量、高蛋白质、高维生素且易消化的食物，极重度患者可用静脉保留导管补充营养。②保护造血功能，延缓和减轻造血损伤。可口服多种维生素，重度患者遵医嘱可少量输血。③预防感染和预防出血。④需移植造血干细胞的极重度患者，若初期未进行，进入本期后应配合医生尽早移植。

3.极期阶段　抗感染和抗出血是这一期治疗的关键问题，同时要采取有力的支持治疗和护理，充分供应营养，保持水、电解质平衡，纠正酸中毒，促进造血功能恢复。①患者绝对卧床休息，控制输液速度，防止加重肺水肿，注意观察病情变化。②抗感染、抗出血。③促进造血功能恢复，遵医嘱给予维生素B_{12}、叶酸和DNA制剂、造血因子以及补益和调理气血的中药。④在充分供应营养（包括静脉补给）的同时，根据医嘱补充钾离子和碱性药物。

4.恢复阶段　主要防止病情反复，治疗遗留病变。①加强护理，防止患者过劳，预防感冒和再感染，注意营养摄入和观察各种并发症的发生。②继续促进造血功能恢复，贫血患者遵医嘱给予铁剂、服用补益和调理气血的中药，或少量输血。③有消化不良等症状者，遵医嘱对症处理。④临床恢复期过后，应继续休息、调养一段时间，脱离射线工作，经体检鉴定后可恢复适当的工作。

第二节　皮肤放射性损伤

一、定义

身体局部短时间内受到大剂量电离辐射或长期受到超剂量当量限值的照射后，受照部位所发生的皮肤损伤。急性皮肤放射性损伤时，患者皮肤表现为红斑、脱毛、水疱、溃疡或坏死等症状；慢性皮肤放射性损伤时，患者皮肤表现为皮炎、硬性水肿、溃疡及癌变等症状。

二、发生条件

1.战时　核爆炸后体表皮肤沾染大量放射性落下灰可引起皮肤β射线损伤；也可由大剂量早期核辐射局部作用引起。

2.平时　核反应堆、加速器、核燃料处理等发生事故以及医疗超剂量照射事故，可发生皮肤放射损伤。

三、分型和分度

美国肿瘤放射治疗学会（RTOG）急性放射性皮炎分级标准共分为五级：

0 级：皮肤无变化。

1 级：滤泡样暗红色斑/脱发/干性脱皮/出汗减少。

2 级：触痛性或鲜红色斑，片状湿性脱皮/中度水肿。

3 级：皮肤褶皱以外部位的融合的湿性脱皮，凹陷性水肿。

4 级：溃疡、出血、坏死。

此标准为目前国内临床普遍采用的分级标准，具有临床参考价值，级别的高低与患者皮肤损伤程度呈正相关，级别越高越难以治疗和康复。

四、病理基础

主要是上皮的生发层细胞和皮下血管的变化。首先见到照射部位毛细血管反射性扩张，局部形成充血性反应，出现红斑，并在皮肤溃疡形成之前就可发生血管损伤和微循环障碍。而引起伤口愈合不良的原因是进行性的微血管阻塞，上皮细胞以及成纤维细胞增生不良，导致受照部位组织供血不足，物质交换受限。

五、临床表现

（一）急性放射性皮肤损伤

急性放射性皮肤损伤是由一次大剂量照射或短时间多次照射皮肤后所引起的皮肤放射损伤，一般分为四期，即初期反应期、假愈期、症状明显期（反应期）及恢复期。

1.初期反应期　患者的皮肤、黏膜没有明显的皮肤粗糙、毛囊丘疹、红斑等改变。

2.假愈期　1级皮肤损伤病程一般为10～65天，平均28天；2级皮肤损伤病程一般为8～34天，平均21天。

3.症状明显期（反应期）　最初皮肤有胀感、瘙痒，后皮肤粗糙，或出现散在粟粒大小毛囊丘疹。或初期为斑点，斑片状红斑，逐渐扩大、融合，色泽加深呈暗紫色，压之不褪色。红斑后7～16天出现性质不同的水疱，破溃后局部表浅糜烂或形成溃疡。

4.恢复期　进入恢复期以后，1级皮肤损伤开始脱屑，色素沉着，无明显自觉症状。2级疮面脱痂后，色素沉着，无瘢痕形成。3级/4级愈合后色素脱失，形成花斑状。

（二）慢性放射性皮肤损伤

慢性放射性皮肤损伤有较长的潜伏期，病情有明显的潜在性、进行性、反复性和持续性等特点。临床表现可分为慢性放射性皮炎、硬结性水肿、慢性放射性溃疡及放射性皮肤癌四种类型，其中以慢性放射性皮炎最为常见。

1.慢性放射性皮炎　表现为皮肤萎缩，腺体和毛囊均萎缩或消失，皮肤干燥、失去弹性，色素沉着与色素脱失相间并存，表皮变薄、浅表毛细血管扩张，脱屑，皮肤瘙痒。

2.硬结水肿　局部皮肤水肿变厚，表面如橘皮状，触之其坚如板。水肿波及皮下组织极易破溃，可引起剧烈疼痛。

3.放射性溃疡　可在急性皮肤放射损伤基础上产生，也可在照射后数月或数年发生。创面污秽苍白，有不同程度的感染，溃疡四周呈放射性皮炎表现。愈合很慢，常伴有剧痛。

4.放射性皮肤癌　以鳞状上皮细胞癌和基底细胞癌为主，也有在慢性皮炎基础上发生肉瘤、黑素瘤和皮脂腺癌的报道。随着癌瘤放射治愈率的提高，癌症患者生存年龄的延长，放射性损伤组织癌变发生率可能会增加。

六、诊断和护理

（一）诊断

根据病史结合患者的症状与体征进行诊断。

1.病史　主要依据患者局部遭受电离辐射作用的历史、放射性落下灰沾染情况、个人防护条件、患者的局部临床表现及病情发展的缓急等。

2.症状与体征

（1）皮肤急性放射性损伤：在接触放射性物质过程中或接触后数天内，接触部位皮肤出现红斑、灼痛、肿胀或麻木等；上述症状持续1～3天后红斑逐渐消失，肿、痛减轻或消失；继首次红斑消退或上述症状减轻、消失之后再次出现红斑、肿胀、灼痛等，并逐渐加重；重者局部皮肤继二次红斑后，逐渐形成水疱、坏死、糜烂或溃疡等。

（2）皮肤慢性放射性损伤：长期从事放射工作或接触放射性物质、皮肤受照射量较大的人员，皮肤急性放射损伤半年未愈者常出现慢性放射性损伤。患者的皮肤会出现脱毛、干燥、脱屑、萎缩变薄、色素沉着或溃疡经久不愈等症状。

（二）治疗原则

1.尽快脱离放射源，消除放射性沾染，避免再次照射。

2.保护皮肤的损伤部位，防止外伤和理化刺激。

3.消除炎症，防止继发感染，促进组织愈合。

4.对经久不愈的溃疡，可手术治疗。

5.在合并有急性放射病时，全身和局部病变可互相影响，因此，在局部治疗的同时，应积极进行全身性治疗。若患者正处于放射病极期，全身治疗是主要的，局部可行保护性处理。

（三）护理

1.急性皮肤放射损伤的护理

（1）1级皮肤损伤创面：保护创面，避免一切理化刺激。初期反应期与假愈期受伤部位涂以无刺激性的止痛外用粉剂、洗剂、乳剂或冷霜等。如炉甘石洗剂、清凉油、冷霜、冰片淀粉等，有红斑反应时，局部涂止痒清凉油、氢地油、0.1%醋酸去炎松软膏或5%苯海拉明霜等，以减轻皮肤红肿和灼痛。恢复期可用复方甘油、冰蚌油以滋润皮肤。

（2）2级皮肤损伤创面：灼痛明显时，使用呋喃西林、硼酸及氯已定溶液冷敷，重者可用1%普鲁卡因封闭。发生水疱时，应积极防止或减轻感染，促进创面愈合。对于较小的水疱，张力不大者可保留疱皮，让其自行吸收。对于较大或张力大的水疱应在无菌操作下低位穿刺排液，或剪开一小口放液，然后以凡士林纱布覆盖后加压包扎2～3天。如形成糜烂面可选用溃疡油、复生膏等换药。有继发感染时，可应用庆大霉素、卡那霉素等抗生素溶液湿敷。

（3）3级/4级皮肤损伤创面：局部疼痛剧烈时，可用1%普鲁卡因做离子导入。损伤创面可用抗生素溶液与溃疡油交替换药。

2.慢性皮肤放射损伤的护理　对无皲裂和溃疡的慢性放射性皮炎，应保护皮肤免受再次照射和各种刺激。对慢性放射性溃疡，可遵医嘱使用红降汞软膏、920软膏、10%苯酚软膏等外敷。

第三节　内照射放射损伤

一、定义

放射性核素经多种途径进入人体后，沉积于体内某些组织器官和系统引起的放射损伤称为内照射放射损伤。主要由能释放α射线、β射线的放射性核素引起，包括细胞的损伤和癌变。其损伤程度取决于进入人体内放射性核素的放射性活度、半衰期及其在体内潴留的时间和部位。

二、发生条件

1.战时　放射性核素的内污染是由放射性落下灰（雨）进入人体内所致。

2.平时　放射性核素在工业、农业、医学等领域广泛应用，若使用不当、防护不周，或发生意外事故，均有可能造成内污染。

三、分型和分度

内照射放射损伤病程分期不明显。因病程、病情发展缓慢，放射核素辐射能对机体的损伤作用和机体的抗损伤反应同时存在，尽管病情可能会逐渐加重，临床症状也会渐渐显现出来，但病程分期仍不明显。

四、病理基础

内照射损伤效应分为确定性效应和随机性效应。

1.确定性效应　与辐射有必然联系的效应，并可能存在阈值。即受到的剂量超过阈值，这些效用就会出现，而且严重程度与所受剂量有关，剂量越大后果越严重，但是阈值大小与每一个个体有关。例如白内障、皮肤良性损伤、骨髓内血细胞减少导致造血障碍、性细胞受损伤引起生育能力减退、血管和结缔组织受损伤等。但是只要个人的一生中所受的总剂量不超过阈值就不会造成这类损伤。确定性效应有急性放射病、主要靶器官的损伤、物质代谢异常、免疫功能障碍、体细胞染色体畸变、致畸效应。

2.随机性效应　生物效应的发生概率与剂量当量之间呈线性关系，而该效应的严重程度与剂量大小无关，随机性效应不存在剂量的阈值。主要有致癌效应和遗传效应。

五、临床表现

放射性核素进入体内后，各有其不同的分布和代谢特点；而且其射线在体内持续地照射，直到放射性核素完全衰变成稳定核素，或完全排出体外时才终止。因此，内照射损伤的临床过程有其与外照射放射病不同的特点。

1.大多数放射性核素在体内选择性蓄积于组织器官中。放射性核素沉积较多、放射性高、吸收剂量大而排泄慢的组织器官受到的损伤最重。一般把某放射性核素引起内照射损伤最重的器官称为该核素的紧要器官，或称危象器官。例如，^{131}I大部分蓄积于甲状腺，^{90}Sr主要蓄积于骨骼。甲状腺和骨骼分别称为放射性核素^{131}I和^{90}Sr的紧要器官。

2.与外照射急性放射病的全身性表现为主；或以该放射性核素靶器官的损害为主，并往往伴有放射性核素初始进入体内途径的损伤表现。这些临床表现可能发生在放射性核素初始进入人体内的早期（几周内）和（或）晚期（数月至数年）。

3.均匀或比较均匀地分布于全身的放射性核素引起的内照射放射病，其临床表现和实验室检查所见与外照射放射病相似，可有不典型的初期反应、造血障碍和神经衰弱症候群。

4.选择性分布的放射性核素则以靶器官的损害为主要临床表现，同时伴有神经衰弱症候群和造血功能障碍等全身表现。靶器官的损害因放射性核素种类而异：如放射性碘引起的甲状腺功能低下、甲状腺结节形成；镭、钚等亲骨放射性核素引起的骨质疏松、病理性骨折；稀土元素和以胶体形式进入体内的放射性核素引起的网状内皮系统的损害等。

六、诊断与护理

（一）诊断

主要依据人员同放射性物质的接触史、接触时间、剂量估计、临床症状和化验检查，以及放射测量结果进行综合判断。

1.患者与放射性物质的接触史　应尽量全面收集与放射性物质的接触史。在战时，应包括人员在放射性沾染区的停留时间，所处地区的照射量率，在沾染区内是否饮用污染水，体表沾染检查结果及个人剂量检查仪读数等。平时，应包括人员接触放射性物质的种类、剂量水平、防护条件、工作场所的放射性沾染情况及本人职业年龄和卫生情况等。此外，还应听取有关人员介绍。

2.临床症状和详细医学检查　根据内照射放射病的临床特点，对患者进行临床经过的观察，特别要注意有无放射性物质进、出途径和停留部位的局部损伤表现。医学检查包括：一般检查、化验检查（重点是血液学）以及各系统、器官的功能检查（如肝、肾、造血功能和脑电、心电检查等）。

3.体内污染的监测　依据放射性核素吸收、沉积、排出的特点，测定血、尿、便、痰液等的放射性；测量选择性沉积的组织、器官的放射性。测定方法有：放化分析、辐射仪器测定、个别组织及器官的体外测定等。体外测定用于释放γ射线的放射性核素，已成为重要的诊断手段。由于放射性物质在体内排泄速度较快，大多在进入体内后的最初几天排出体外，因此，对胃内容物、血、尿、便的放射性测定必须尽早进行。

4.甲状腺和造血功能检查　甲状腺功能检查在诊断早期落下灰引起的内照射损伤中有重要价值，尤其是甲状腺吸碘能力和碘有效半衰期的测定比较灵敏。造血功能检查对亲骨性放射核素引起的造血组织损伤有重要参考价值。

（二）治疗原则

内照射损伤的救治，主要采取综合措施，以防止或减少放射性核素在体内的沉积，减轻或防止内照射损伤。根据患者情况，实施综合对症治疗，如促进造血功能恢复、改善甲状腺功能、抗感染、提高机体抵抗力等。

（三）护理

内照射损伤护理重点是配合医生消除患者放射性核素体表沾染、减少放射性核素的吸收、加速放射性核素的排泄。

1.消除体表沾染　放射性核素沾染体表又未进行彻底消除者，应尽早进行局部、全身洗消和伤口除沾染，以减少或阻止放射性核素进入体内。

体表洗消至少2～3次；洗消水温约40℃；难去除的污染用弹力粘膏敷贴2～3小时后用水清

洗。洗消遵循的顺序：轻→重，身体上面→下面，用单一的向内运动，注意皮肤褶皱、腔隙部位的清洗。

伤口需反复冲洗、避免扩大面积、必要时手术（深创口）、用促排剂冲洗、静滴促排剂。伤口周围洗消时应用塑料布或塑料袋盖严，更换干净止血带，将其放到离原止血带1～2cm处。

2.减少吸收　当放射性核素由消化道进入体内仍停留在患者胃肠道时，应尽快配合医生采取以下措施减少放射性核素吸收入血。

（1）催吐和洗胃：在食入放射性核素的最初1～2小时内可进行催吐和洗胃，可用清洁钝器刺激咽部。或口服催吐药物，如吐根剂，硫酸铜（1%25mL），硫酸锌（1～2g），藜芦（2.5～5g），甜瓜蒂（5～10mg）（0.12～0.75g），或皮下注射阿扑吗啡（5～10mg）。催吐要及早实施，可使刚进入胃内的放射性物质排出80%～90%。催吐不佳时，可用温生理盐水或弱碱性溶液（2%碳酸氢钠或10%活性炭混悬液）洗胃。

（2）口服吸附剂、沉淀剂：对残留在胃内和肠道内的放射性物质，通过吸附剂、沉淀剂作用将其吸附、沉淀下来。吸附剂有活性炭、磷酸钙、骨粉、硫酸钡等。沉淀剂褐藻酸钠（10g）、凝胶磷酸铝（100mL）用于锶、钡等元素；普鲁士蓝（10g）配成糖水服用，可减少17Cs的吸收率40%；鸡蛋清用于重金属元素，抗酸剂用于能溶于酸性液体的元素。

（3）服用缓泻剂：放射性核素摄入后已超过4小时，服用缓泻剂可加速放射性核素在胃肠道内运行，缩短停留时间，减少吸收。

（4）清洗鼻腔：由呼吸道进入的放射性核素，应清洗鼻腔，在鼻咽部喷入血管收缩剂（如1%麻黄素或0.1%的肾上腺素），然后口服祛痰剂（如氯化铵0.3g，碘化钾0.25g），促使其随痰咳出。当伤口受沾染，首先尽快用生理盐水冲洗伤口，同时用消毒纱布或棉签擦拭创面。必要时尽早进行清创术，可与除沾染结合进行。

3.加速排出　对已经吸收入血和沉积在组织、器官中的放射性核素，遵医嘱给予药物尽早加速排出，以减少它们在组织、器官中的沉积量。

（1）口服碘化钾片：口服碘化钾片0.1g，可阻止食入或吸入的放射性碘在甲状腺内的蓄积。并提高放射性碘的排出速率。但其效果与服药时间有关，一般在摄入放射性碘同时或摄入前24小时内服用效果最佳，4小时后阻滞效果已显著下降。另外，还可服用过氯酸钾、甲巯咪唑和促甲状腺素等。服用毒性低的甲巯咪唑，其促排效果良好，与过氯酸钾联合使用效果更佳。

（2）应用络合剂（亦称螯合剂）：络合剂在体内能与金属离子形成溶解度大、离解度小、扩散力强的络合物，加速金属离子自体内经肾排出。络合剂的应用已成为促排放射性核素的重要方法之一。

（3）服用影响代谢的药物：服用大剂量的氯化铵可造成代谢性酸中毒，使骨质脱钙，促进钙的排出增加，同时促进体内亲骨性放射性核素锶、钡、镭等的排出。应用甲状旁腺素可动员骨钙入血增加尿钙的排出，同时锶的排出亦增加。

第四节　化学类公共卫生事件护理

一、分类

化学事故可以从不同角度进行分类，常用的分类方法有以下几种。

（一）按化学事故的表现形态分类

按化学事故的表现形态分类，化学事故可以分为泄漏型化学事故、燃烧爆炸型化学事故和布洒型化学事故。

1.泄漏型化学事故　泄漏型化学事故是指由于容器、管道或化工装置破裂、阀门失灵、密封破坏等原因，有毒物质大量泄漏、挥发和扩散，造成人员伤害和环境污染的事件。这类事故的特点是中毒人员多，死亡大多是中毒后迟发。印度博帕尔和江西上饶沙溪镇发生的就是这类化学事故，其中沙溪镇受毒气影响的有995人，死亡39人，现场死亡8人。

2.燃烧爆炸型化学事故　燃烧爆炸型化学事故是指具有爆炸危险性的物质，由于某种原因，突然发生爆炸，使有毒物质泄漏并燃烧造成人员伤害和环境污染的事件。这类事故的特点是现场死伤人员多，中毒人员同时可能有烧伤、骨折复合伤，伤情复杂。温州电化厂就是因为一支半吨液氯钢瓶倒入液化石蜡引起剧烈化学反应，压力激增而爆炸，同时又击中了另外几支钢瓶引起连锁爆炸，导致厂房全部倒塌，事故共造成59人死亡，779人中毒住院治疗。

3.布洒型化学事故　布洒型化学事故是指由于人为布洒化学物质，造成人员中毒、伤害或环境污染的事件。这类事故往往与恐怖活动有关，发生人员中毒、死亡时间、地点、规模难以预料。例如，日本“沙林毒气事件”，奥姆真理教的教徒在日本地铁上人为布洒沙林毒气，近6 000人中毒，包括抢险的消防人员135名，13人死亡。

（二）按照化学事故的严重程度分类

根据化学事故的后果及其危害程度，化学事故分为一般性化学事故、重大灾害性化学事故和特大灾害性化学事故。

1.一般性化学事故　一般性化学事故是指由于工艺设备落后或违反操作规程，引起少数人员中毒伤亡，一般中毒10人或死亡3人以下，事故的范围局限在单位以内、只需事故单位自救就能迅速控制的化学事故。

2.重大灾害性化学事故　重大灾害性化学事故是指发生突然，危及周围居民，并造成中毒10人以上、100人以下，或死亡3人以上、30人以下的化学事故，重大灾害性化学事故需要动员部分社会力量并组织专业人员实施救援处置。从化学物泄漏量的角度分析，几吨以下毒物泄漏的重大化学事故，是目前我国化学事故中发生概率最高的。如吉林化纤股份有限公司“2 · 27”中毒事故，车间部分排风机因停电停止运行，致硫化氢从高位罐顶部敞口处逸出，造成5人死亡、8人受伤，直接经济损失约829万元。河南顺达新能源科技有限公司“1 · 14”中毒事故，水解保护剂罐进行保护剂扒出作业时，作业人员违章作业，造成4人死亡、3人受伤，直接经济损失约1 010万元。

3.特大灾害性化学事故　特大灾害性化学事故是指有大量有害物质泄漏，短时间内造成大量人员中毒伤亡，中毒100人以上或死亡30人以上的化学事故。事故危害超出区、县，并呈进一步扩展态势，使城市的生产、交通及人民生活等综合功能遭受破坏，社会秩序紊乱。例如，印度博帕尔异氰酸甲酯泄漏事故、江西上饶沙溪镇一甲胺泄漏化学事故、重庆开县井喷事故、江苏淮安京沪高速公路氯气泄漏事故等。

（三）按有毒物质释放形式分类

按照有毒物质释放形式，将化学事故分为直接外泄型和次生释放型两类。

1.直接外泄型化学事故　直接外泄型化学事故是指由于某种原因使生产、使用、储存或运输过程中化学有毒物质直接向环境释放而造成的事故。如印度博帕尔毒气泄漏案，印度博帕尔市的一所农药厂于1984年发生氰化物泄漏，造成2.5万人直接致死，55万人间接致死，另外有20多万人永久残废。

2.次生释放型化学事故　次生释放型化学事故是指某些本来没有毒性或毒性很小的化学品，燃烧、爆炸后次生出有毒有害物质并向环境释放而造成的化学事故。如2007年11月9日，辽宁省大连市一家运输站发生一起苯基三氯硅烷液体泄漏事故。在不知正确处理措施的情况下，有人用水冲洗泄漏液体，结果苯基三氯硅烷遇水后发生剧烈的水解反应，释放出一种白色气体，导致运输站及附近加油站7人被熏倒。

（四）按危险化学品危险特性分类

这种分类方法一般将化学事故的类型分为六类。

1.危险化学品火灾事故　危险化学品火灾事故是指燃烧物质主要是危险化学品的火灾事故。此类事故具体又分若干小类：①易燃液体火灾。②易燃固体火灾。③自燃物品火灾。④遇湿易燃物品火灾。⑤其他危险化学品火灾。

2.危险化学品爆炸事故　危险化学品爆炸事故是指危险化学品发生化学反应的爆炸事故或液化气体和压缩气体的物理爆炸事故。此类事故具体又分若干小类：①爆炸品的爆炸（又可分为烟花爆竹爆炸、民用爆炸器材爆炸、军工爆炸品爆炸等）。②易燃固体、自燃物品、遇湿易燃物品的火灾爆炸。③易燃液体的火灾爆炸。④易燃气体爆炸。⑤危险化学品产生的粉尘、气体、挥发物的爆炸。⑥液化气体和压缩气体的物理爆炸。⑦其他化学反应爆炸。

3.危险化学品中毒和窒息事故　危险化学品中毒和窒息事故主要指人体吸入、食入或接触有毒有害化学品或者化学品反应的产物而导致的中毒和窒息事故。此类事故具体又分若干小类：①吸入中毒事故（中毒途径为呼吸道）。②接触中毒事故（中毒途径为皮肤、眼睛等）。③误食中毒事故（中毒途径为消化道）。④其他中毒和窒息事故。

4.危险化学品灼伤事故　危险化学品灼伤事故主要指腐蚀性危险化学品意外地与人体接触，在短时间内即在人体被接触表面发生化学反应，造成明显破坏的事故。腐蚀品包括酸性腐蚀品、碱性腐蚀品和其他不显酸碱性的腐蚀品。化学品灼伤与物理灼伤（如火焰烧伤、高温固体或液体烫伤等）不同。物理灼伤是高温造成的伤害，使人体立即感到强烈的疼痛，人体肌肤会本能地立即避开。化学品灼伤有一个化学反应过程，开始并不感到疼痛，要经过几分钟、几小时甚至几天才表现出严重的伤害，并且伤害还会不断地加深，因此化学品灼伤比物理灼伤危害更大。

5.危险化学品泄漏事故　危险化学品泄漏事故主要指气体或液体危险化学品发生了一定规模的泄漏，虽然没有发展成为火灾、爆炸或中毒事故，但造成了严重的财产损失或环境污染等后果的化学事故。危险化学品泄漏事故一旦失控，往往可造成重大火灾、爆炸或中毒事故。

6.其他危险化学品事故　其他危险化学品事故是指不能归入上述五类危险化学品事故之中的其他危险化学品事故，主要指危险化学品的肇事事故等，如危险化学品罐体倾倒、车辆倾覆等，但没有发生火灾、爆炸、中毒和窒息、灼伤、泄漏等事故。

除上述几种分类方法外，还有其他一些分类方法。按事故源的运动与否来分，可分为固定源事故和动态源事故；按化学事故中是否伴有其他事故（火灾、爆炸等），可分为混合型化学事故和单纯泄漏型化学事故等。

二、损伤特点

化学物质特有的毒性作用及其理化性质，决定了化学事故有别于其他灾害事故，其主要特点如下。

（一）突然性强，防护困难

化学事故的发生往往出乎人们的预料，常在意想不到的时间、地点发生。在短时间内可发生大量有毒有害物质外泄，引起燃烧、爆炸，产生的有毒气体只要吸上几口就可能致人死亡，而且有毒气体可迅速向居民区扩散，对居民安全造成影响，引起社会动荡。特别是无防护的居民对有毒气体防护十分困难，毒气可通过呼吸道、眼睛、皮肤黏膜等多种途径引起呼吸、消化等多系统的症状。因此，不仅要对毒物进行呼吸道防护，还要进行全身防护。毒物的防护措施、救治方法各异，部分毒物需特效药物救治。

（二）扩散迅速，受害范围广

化学事故发生后，有毒有害化学品通过扩散可严重污染空气、地面、道路、水源和工厂生产设施。危害最大的是有毒气体，可迅速往下风方向扩散，在几分钟或几十分钟内扩散至几百米或数千米远，危害范围可达几十平方米至数平方千米，引起无防护人员中毒。如江西上饶沙溪镇一甲胺泄漏，一甲胺毒气云团在1～2m/s的风速下，以5～6m的高度向下风方向扩散，至少30分钟才散尽，覆盖面积达22.96万平方米，9个自然村、300余户及14个企业受毒气影响。

挥发性的有毒液体污染地面、道路和工厂设施时，除可引起污染区人员和救援的人员直接中毒外，还可因染毒患者的污染服装或车辆在染毒区域向外行驶而扩散，造成间接中毒。如果污染发生在江河湖海，可造成油膜漂浮在水面上，进一步污染水中助航设施和两岸码头，还可沉入水底成为污染源。这些事故均可造成大量人员中毒伤亡和使国家财产蒙受损失，特别是在短时间内出现大批相同中毒症状的患者，伤情复杂，出现中毒、烧伤，以及冲击造成的挫伤、骨折及内脏出血、破裂等复合伤，休克发生率高，各大小医院很可能超负荷，医务人员和病床不足。此外，还可能因毫无处理经验或缺乏大量特效急救药品而不知所措。

（三）污染环境，洗消困难

有毒气体对大环境一般影响不大，气体通过风吹日晒等可很快逸散消失。但有毒气体在高低、疏密不一的居民区、围墙内易滞留。能够长期污染环境的主要是有毒液体和一些高浓度、水溶性的有毒气体。一般有毒的液体化学品为油状液体，水溶和水解速率慢，挥发度又小，有一股特殊且令人感到不愉快的气味。一旦污染形成，由于油状液体挥发度小，黏性大，不易洗消，所以毒性的持续时间较长。若化学事故发生在低温季节或通风不良的地方，则毒性可持续几小时或几十小时，甚至更长，洗消特别困难，如污染发生在江河湖海水源或水网地区，有毒的油状液体可漂浮在水面上，随潮汐和波浪污染江河中的助航设施和两岸的码头建筑，还可沉入水底成为一个长期的污染源。例如，天津“8 · 12”危险化学品仓库火灾爆炸事故，大量危险化学品泄漏、混杂、散落，大小爆炸燃烧不断。由于危险化学品性质各异，难以选择有效的洗消剂进行处理；若处置不当，将对整个渤海湾地区造成严重污染，甚至危及北京、河北等周边地区安全。

（四）社会波及面广，政治影响大

城市特大化学事故一旦发生，势必影响城市的综合功能运转，交通被迫管制，居民疏散撤离，生活秩序受到破坏，企业生产将停止、被打乱或重建。除了动员企业本身、本地区社会力量进行救援外，近邻省市也将在物力、财力及人力方面进行支援。事故处置的好坏会直接影响政府的形象，且事故处置后还有许多遗留问题亟待进一步解决。

三、诊断、预防、救治、护理

（一）诊断

早期正确的诊断是对中毒者进行救治的依据，可减少和避免人员的伤亡。主要依据以下几个方面。

1.中毒史　首先应了解发生化学事故的毒物名称、性质及当时的防护情况，是否有其他共存化合物及了解反应后的热解生成物性质，有否同时、大批出现相同症状的中毒人员及中毒症状特点，以利于正确诊断有无复合中毒者。

2.临床表现　详细检查中毒人员的临床表现及体征。不同靶器官可产生相应的临床特点。例如，最常见的呼吸道中毒，要区分刺激性气体引起的呼吸道炎症；酸碱及卤族、有机氟化物引起的肺水肿；高浓度有毒气体如氯、硫酸二甲酯、二氧化硫等引起的喉痉挛、声门水肿或支气管黏膜脱落导致的机械性窒息；硫化氢、氨等在很高浓度时，可使鼻黏膜、三叉神经末梢受刺激引起反射性呼吸抑制等。为了便于判别中毒程度及救治，要特别注意某些毒物中毒可产生的特异性症状。

3.化验检查　某些毒物中毒时，血尿等化验检查对确立诊断和中毒程度有重要意义。如氰化物中毒时，尿或唾液中可检出硫氰化物；有机磷化合物中毒时，血液胆碱酯酶活性可下降；急性甲醇中毒时，可测定血液中二氧化碳结合力；而X线连续检查，有利于早期发现光气、氯气中毒肺水肿的发生。但特异性的化验指标还不是很多，主要应通过临床特点来确立早期诊断，判断何种毒物中毒及中毒的程度。

4.毒物鉴定　除可通过事故单位及环保、卫生防疫等监测部门了解化学事故毒物的名称和染毒的浓度外，还可通过中毒人员的皮肤、服装及呕吐物等采样检查，以鉴别是何种毒物或有无共存化合物反应引起的复合中毒。

（二）预防

采取器材防护和药物预防、群众性防护和专业技术防护相结合的原则。主要措施如下。

1.撤离、疏散防护　毒区内人员必须按预案，有计划地往上风或侧风方向或安全、无毒的区域撤离、疏散，减少或避免人员中毒伤亡。

2.工事防护　如城市遭化学武器袭击或发生特大规模化学事故，毒气云团浓度高，扩散范围广，毒区内人员可就近紧急转移到具有良好的三防设施的人防工事内。

3.器材防护　进入染毒区内实施化学救援，必须正确选择和佩戴好防毒面具，并穿戴袖套、靴套、围裙等个人防护器材，必要时应进行全身防护。

4.服用预防药　有些剧毒化合物虽然毒性强烈，作用迅速，急救很困难，但目前已研制有预防药物，如执行氰化物化学事故或有机磷化学事故救援时，可口服预防药物，而且药物预防结合器材防护还可增加执行救援任务时的安全系数。

5.遵守毒区行动规则　人员和车辆进出应根据救援预案指定路线进行患者救护和抢险救灾，以免扩散染毒范围。在毒区内未接到命令不准解除个人防护，不准随意坐卧、吸烟、喝水、进食，不要在毒气易滞留的角落、背风处、绿化地带停留休息，救灾物品应放在指定位置集中。

6.及时进行洗消　染毒区内行动人员暴露的手部皮肤、头面部及衣服染上液态、固态粉尘毒物时，要及时用清水冲洗，脱去染毒衣服进行局部洗消；在救援任务结束后，要对器材进行洗消，避免接触染毒物品引起间接中毒。参加救援的人员要进行全身洗消并更换衣服。

（三）救治

对中毒患者的救治必须正确、迅速，在急救时应按照先重后轻，主要依靠自救、互救，特效抗毒治疗与综合治疗相结合，局部处理与全身治疗相结合的原则。并注意正确处理中毒伤与其他创伤的关系，如出现危及生命的创伤，应该首先处理，然后再处理毒物中毒。主要救治措施如下。

1.防止继续中毒　包括及时使用个人防护器材、及时消毒和排毒、迅速脱离毒区等。皮肤染毒后应用大量清水冲洗或用特效消毒剂局部消毒；消化道中毒还需立即引吐、洗胃和导泻。中毒患者用担架或车辆迅速撤离染毒区，以防继续中毒。

2.尽快进行特效抗毒治疗　根据不同毒物中毒，及时给予相应的特效抗毒药物和特殊排毒剂。如氰化物、有机磷化合物中毒时，可使用特效的肌内注射急救针进行自救或互救；重金属盐锑、汞、砷等中毒时，可尽快给予二巯基类化合物进行促排。

3.维持呼吸、循环功能　中毒者如发生心跳、呼吸骤停，应立即实施人工呼吸、体外心脏按压术、呼吸复苏措施及应用恢复心搏骤停的药物。特别要加强对呼吸困难、惊厥、休克等中毒人员的抢救。

4.对症处理　由于许多毒物中毒后无特效抗毒药物救治，有时又不能立即判明是何种毒物中毒，所以对症治疗、综合治疗是对中毒者进行急救的一项十分重要的措施，对解除毒物和缓解症状、控制病情发展起着很重要的作用。

此外，对后送医院的中毒患者要加强急性化学毒物中毒引起的重要脏器损伤的救治，包括急性中毒性肺水肿，中毒性及缺氧性脑水肿，中毒性休克，中毒性肾脏、肝脏和心肌损害的救治。

（四）护理

1.现场急救　选择有利地形设置急救点；做好自身及患者的个体防护；防止发生继发性损害；应至少2～3人为一组集体行动，以便相互照应；进入毒物污染区要注意安全。对于高浓度的硫化氢、一氧化碳等毒物污染区以及严重缺氧环境，必须先予通风，参加救护人员需佩戴供氧式防毒面具。其他毒物也应采取有效防护措施方可入内救护。同时应佩戴相应的防护用品、氧气分析报警仪和可燃气体报警仪。所用的救援器材需具备防爆功能。

使用特效药物对症治疗，严重者送医院观察治疗。急救之前，救援人员应确信受伤者所处环境是安全的。另外，口对口的人工呼吸及冲洗污染的皮肤或眼睛时，要避免进一步受伤。

2.现场处理　迅速将患者脱离现场至空气新鲜处，中毒者脱离染毒区后，应在现场立即着手急救。呼吸困难时给氧，呼吸停止者赶快做人工呼吸，最好用口对口吹气法。剧毒品不适宜用口对口法时，可用史氏人工呼吸法。心脏停止跳动的，立即做胸外心脏按压；人工呼吸与胸外心脏按压可同时交替进行，直至恢复自主心搏和呼吸。还可直接对心脏内注射肾上腺素或异丙肾上腺素，抬高下肢使头部低位后仰。急救操作时动作不可粗暴，以免造成新的损伤。皮肤污染时，脱去污染的衣服，用流动清水冲洗，冲洗要及时、彻底、反复多次；头面部灼伤时，要注意眼、耳、鼻、口腔的清洗；当人员发生冻伤时，应迅速复温，复温的方法是采用40～42℃恒温热水浸泡，使其温度提高至接近正常，在对冻伤部位进行轻柔按摩时，应注意不要将伤处的皮肤擦破，以防止感染；当人员发生烧伤时，应迅速将患者衣服脱去，用流动清水冲洗降温，用清洁布覆盖伤面，避免伤面污染，不要任意把水疱弄破；患者口渴时，可适量饮水或含盐饮料。眼部溅入毒物，应立即用清水冲洗，或将脸部浸入满盆清水中，张眼并不断摆动头部，稀释洗去毒物。

3.彻底清除毒物污染，防止继续吸收　脱离污染区后，立即脱去受污染的衣物。对于皮肤、毛发甚至指甲缝中的污染，都要注意清除。对能由皮肤吸收的毒物及化学灼伤，应在现场用大量清水或其他备用的解毒、中和液冲洗。毒物如经口侵入体内，应及时彻底洗胃或催吐，除去胃内毒物，并及时以中和、解毒药物减少毒物的吸收。

4.人员防护与救护

（1）应急救援人员防护：调集所需安全防护装备。现场应急救援人员应针对不同的危险特性，采取相应安全防护措施后，方进入现场救援。控制、记录进入现场救援人员的数量。若遇直接危及应急人员生命安全的紧急情况，应立即报告救援队伍负责人和现场指挥部，救援队伍负责人、现场指挥部应当迅速做出撤离决定。

（2）遇险人员救护：救援人员应携带救生器材迅速进入现场，将遇险受困人员转移到安全区。将警戒隔离区内与事故应急处理无关人员撤离至安全区，撤离时要选择正确方向和路线。对救出人员进行现场急救和登记后，交专业医疗卫生机构处置。

（3）公众安全防护：总指挥部根据现场指挥部疏散人员的请求，决定并发布疏散指令。应选择安全的疏散路线，避免横穿危险区。根据危险化学品的危害特性，指导疏散人员就地取材（如毛巾、湿布、口罩），采取简易有效的措施保护自己。

5.现场监测

（1）对可燃、有毒有害危险化学品的浓度、扩散等情况进行动态监测。

（2）测定风向、风力、气温等气象数据。

（3）确认装置、设施、建（构）筑物已经受到的破坏或潜在的威胁。

（4）监测现场及周边污染情况。

（5）现场指挥部和总指挥部根据现场动态监测信息，适时调整救援行动方案。

6.现场清理

（1）彻底清除事故现场各处残留的有毒有害气体。

（2）对泄漏液体、固体应统一收集处理。

（3）对污染地面进行彻底清洗，确保不留残液。

（4）对事故现场空气、水源、土壤污染情况进行动态监测，并将监测信息及时报告现场指挥部和总指挥部。

（5）洗消污水应集中净化处理，严禁直接外排。

（6）若空气、水源、土壤出现污染，应及时采取相应处置措施。

四、化学类损伤患者的分类洗消

（一）单纯染毒患者

立即按制式装备指示方法消毒。如毒剂已透过衣服渗到皮肤，应尽快脱去染毒服装，直接在染毒皮肤上消毒。当没有制式装备时，可先用干毛巾、布片、手纸等吸去皮肤上可见或可疑的毒剂液滴，然后用清水或肥皂水冲洗。无水时，可用油布、手帕、手纸或干净的泥土多次吸除，以减轻伤害的程度。眼睛染毒或可疑染毒时，应立即用大量水冲洗。0.2%一氯胺水溶液、1∶10 000的高锰酸钾水溶液或2%碳酸氢钠洗消效果更好。冲洗后立即戴上防毒面具。

（二）复合伤患者

1.伤口　迅速用急救包中的纱布吸去伤口内外的毒物液滴，然后，可用水或0.5%次氯酸盐冲洗皮肤浅表伤口；对无法冲洗的伤口，可用5%～10%氯胺溶液浸湿棉花填塞于伤口内。其他部位的消毒原则同单纯染毒患者消毒。眼睛、腹部脏器禁用次氯酸盐溶液消毒，以免导致角膜混浊及腹腔脏器粘连。

2.染毒服装　迅速用制式洗消装备擦拭毒剂液滴染毒部位，也可将染毒部位剪去。必要时应脱下染毒服装，并集中于指定地点，可采用如下消毒方法。

（1）煮沸消毒法：将染毒服装在2%碳酸钠水溶液中煮沸20～30分钟，然后水洗、晾干。

（2）热空气消毒法：将染毒的服装、装具放在消毒室内，向室内通入一定温度的热空气。操作期间要不断换气以排除毒剂蒸气，通常1～2分钟换气1次。

（3）洗涤消毒法：对棉布、合成纤维和橡胶制品，可用洗衣粉或肥皂水浸泡1小时，然后洗涤、晾干。

（4）自然消毒法：将染毒服装晾于野外无人处，利用日晒和风吹促使毒剂不断蒸发或分解。

（三）立即终止接触毒物

毒物由呼吸道或皮肤侵入时，要立即将患者撤离中毒现场，转移到空气新鲜的地方。立即脱去污染的衣服，清洗接触部位的皮肤。

案例回顾

事故主要原因：①辐射安全管理的松懈。②辐射安全防护措施不健全。③辐射安全监管存在漏洞。

针对各阶段的护理措施如下：

（1）初期阶段：主要针对初期症状对症护理，并根据病变特点采取减轻损伤的措施。

（2）假愈阶段：重点是保护造血功能、预防感染和预防出血。

（3）极期阶段：抗感染和抗出血是这一期治疗的关键，同时要采取有力的支持治疗和护理，充分供应营养，保持水、电解质平衡，纠正酸中毒，促进造血功能恢复。

（4）恢复阶段：主要防止病情反复，治疗遗留病变。

第七章 公共卫生事件心理危机干预与护理

章前引言

在人类的历史长河中，一直伴随着各种公共卫生事件（重大传染病、动植物疫情、环境污染等）。这些公共卫生事件多具有突发性、威胁性、不可预测性以及不可抗拒性等特征，不但严重破坏人们的生活与社会秩序，带来巨大的经济损失和人员伤亡，而且会导致相关受灾人群产生一系列的心理危机，甚至会造成心理障碍和精神疾病，对个人、经济和社会产生消极影响。与此同时，救援人员在救援过程中亲历公共卫生事件所造成的各种严重后果，也存在需关注的心理危机。公共卫生事件心理危机干预是针对公共卫生事件所引发的心理危机而采取的措施，运用心理学理论，有计划地对受灾人群的心理状态、认知或者行为进行干预，帮助重建心理平衡状态。因此，公共卫生事件心理危机干预与护理是公共卫生事件救援的重要组成部分，对经历公共卫生事件伤害的个人、社会、国家的整体健康、功能发挥和能力复原均有至关重要的作用。护士有必要了解公共卫生事件心理危机的特点，发生、发展规律及干预与护理的方法，通过专业的干预和护理，使受灾人群渡过危机，重建心灵家园。

学习目标

1. 理解公共卫生事件中心理危机的应激反应，以及公共卫生事件救援人员心理反应的原因及症状。

2. 识记心理危机、心理危机干预的概念、原则和方法。

3. 学会针对各类人群的常见心理危机干预与护理方法。

4. 学会对救援人员开展心理干预与调试。

思政目标

培养对公共卫生事件心理干预的正确、积极认知；学会识别公共卫生事件中群众心理危机的信号；理解“全心全意为人民服务”的理念，在突发公共卫生事件中能够响应国家号召，挺身而出，配合医疗救援工作，保持自身心理健康的同时给予群众有效的心理援助。

案例导入

老李，男，67岁，退休工人，平素身体素质良好。2020年初，新冠疫情发生，老李某日也出现了发热症状，后至定点医院查血及肺部CT，临床确诊为新冠肺炎。后老伴也被确诊，和老李一起收入院治疗。老李肺炎症状较轻，但是老伴因平素高血压、糖尿病控制不佳，身体较差，逐步发展为重症，后期呼吸困难，十分痛苦，最终离开人世。老伴走时，因疫情防控要求，子女不能探视，老李也不能送她最后一程。半个月以后，老李出院，他非常自责没能照顾好老伴，经常在睡梦中惊醒，后来甚至不敢睡觉。白天的时候，家里所有的场景都会让他突然想起老伴，继而想起被隔离治疗那段时间的紧张、恐慌和无助，每日以泪洗面。

思考题

作为一名护士，如何判断患者出现的心理异常？当为他们进行护理操作时，应注意些什么？可以采用的沟通技巧有哪些？

第一节 概论

心理危机是一种个体的认识，个体认为某一突发事件或境遇是个人的资源和应对机制所无法解决的困难，如果没有得到及时缓解或危机干预，就会导致情感、认知和行为方面的功能失调，进而出现心理应激反应，甚至心理应激障碍。在公共卫生事件中，个体往往会面对一些难以解决的问题，从而表现出极度紧张、苦恼、焦虑、抑郁等，即产生了心理危机。危机干预可帮助个体摆脱困境，重建心理平衡，防止心理危机的进一步发展。

一、基本概念

（一）心理危机

心理危机（mental crisis）是一种强烈的心理应激状态，主要由心理、社会（环境）因素引起异常心理反应而导致反应性精神障碍或心因性精神障碍。个体遭遇的某一事件或情境超过自己的应对能力时，身心平衡会被打破，内心紧张不断蓄积，进入一种心理失衡状态，即心理危机状态。确诊心理危机须具备三个条件：①出现较大心理压力的生活事件。②出现一些不适感觉，但尚未达到精神病的程度，不符合任何精神病的诊断。③依赖自身能力无法应对困境。

（二）心理应激反应

心理应激反应（psychological stress reaction）是个体面对新异的、不可预测的、不可控制的刺激时，或者当危险刺激超出个体承受能力，可能会对个体产生潜在伤害时所产生的一种特异性反应，主要包括个体主观应激、负性情绪、焦虑水平等心理指标的增加，以及心率、血压等生理指标的升高。

（三）急性应激障碍

急性应激障碍（acute stress disorder，ASD）是由剧烈的、异乎寻常的精神刺激、生活事件或持续困境等因素引发的精神障碍，是遭遇创伤事件后的一过性状况，一般在刺激事件后几分钟至几小时内出现症状，表现为意识清晰度下降、反应性兴奋状态、反应性木僵状态、情感障碍或急性应激性精神病等，临床表现有较大的变异性。可发生于任何年龄，但多见于青壮年，男女发病率无明显差异。本症不包括癔症、神经症、心理因素所致生理障碍和精神病性障碍。

（四）创伤后应激障碍

个体对异乎寻常的、威胁性的、灾难性的生活事件延迟出现和（或）持续存在的反应状态称为创伤后应激障碍（post-traumatic stress disorder，PTSD）。其症状常在创伤刺激发生后1个多月出现或更长时间后发生，表现出的症状和急性应激障碍大致相同，但持续时间很长，甚至长达终生，且容易转化为抑郁症、焦虑症、妄想等心理疾患，同时伴随社会功能泛化，即不良的心理和行为反应的刺激事件不再是最初的事件，而是与最初刺激事件相类似、相关联的事件均成为个体的刺激事件。

（五）心理危机干预

心理危机干预（crisis intervention）是指由心理救治专业人员应用心理学、社会学等专业知识和经验，帮助受灾人员克服各种灾难引起的心理恐惧、焦虑、抑郁等负性情绪的标准手段，是用来减轻灾难所致的痛苦，并增强短期和长期功能性适应能力的方法。心理干预者通过实施一系列措施，帮助处于危机中的个体弄清问题实质，重建信心，鼓励表达痛苦，缓解负性情绪，发挥自身能力和潜能，防止发生创伤后应激障碍，恢复心理平衡并得到成长。

公共卫生事件的心理受害人群大致分为五级人群。第一、第二级为高危人群，是干预工作的重点，如不进行心理干预，其中部分人员可能出现长期、严重的心理障碍。

一级受害者：指突发性公共卫生事件的直接受害者或死难者家属。

二级受害者：指现场目击者或幸存者。

三级受害者：指参与营救与救护的间接受害人员，主要是医生、护士、战士和警察等。

四级受害者：指突发性公共卫生事件发生区域的其他人员，如居民、记者、二级受害者家属等（也包括参加心理援助的心理咨询师、政府官员、学校的学生）。

五级受害者：指通过媒体间接了解突发性公共卫生事件的人（主要是那些心理素质比较差的人）。

二、心理应激反应

（一）心理应激反应的应激源

应激源是指环境对个体提出的各种需求，经个体认知评价后可引起心理和（或）生理反应的刺激或情绪。应激源有主观的，也有客观的，不但有物理、生理、心理的，还有社会、文化的等。

1.躯体性应激源　躯体性应激源是指直接作用于躯体的理化与生物学刺激物。如高温、辐射、细菌、各类寄生虫、外伤及各类感染等。最初人们只是把这些刺激物看成是引起生理反应的因素，现在则认为上述刺激物可导致心理反应。

2.心理性应激源　心理性应激源是指个体因认知水平、价值观念、宗教信仰、伦理道德所致的、强烈的心理冲突和情绪反应。主要表现为各种挫折和心理冲突。

3.社会性应激源　现代人类所遭遇的应激源主要是社会性应激源，包括重大的应激性生活事件、日常生活困扰、工作有关的应激（职业性应激）及生存环境应激等。

4.文化性应激源　文化性应激源是指因语言、风俗、习惯、生活方式、宗教信仰等引起应激的刺激或情境。如迁居异国他乡，语言环境改变引起的“文化性迁移”。

突发公共卫生事件因其成因与种类的多样性、危害的广泛与复杂性以及治理的综合性，既可能包含细菌、外伤、辐射等躯体性应激源，也可能包括治疗过程中带来的心理性、社会性与文化性应激源。

（二）心理应激反应的表现

公共卫生事件发生后，主体对客体事件最初产生认知评价过程，这个过程由于公共卫生事件的信息、个体所处的环境以及个体心理状态不同，而产生的心理应激反应也不同，但集中表现为以下比较普遍的心理应激反应。

1.公共卫生事件发生阶段

（1）恐惧：恐惧是当生命受到威胁或预感到威胁时而引起的担惊受怕的心理。面对公共卫生事件时，人们会产生一种本能的适应性心理反应，从社会心理学的角度来看，人的行为和心理具有从众特征，恐惧会通过表情、语言、动作等无意识地迅速传递给周围的人，进而迅速影响到周围人群的心理。

（2）否认：否认是人们面对挫折、灾难、死亡等应激事件时最常用的，也是最原始、简单的一种心理防卫机制。不接受现实，将已经存在或发生的事实从心理上加以否定，幻想事实并非如此，以减轻心理上的痛苦和焦虑。

（3）回避：躲避与现实有关的场景或物品，避免谈论与公共卫生事件有关的任何话题。这种心理行为方式妨碍了人们对事件的认识与适应，导致消极主义心理和不作为。

（4）过度活跃：与否认相反，有些人在公共卫生事件中会表现得过度活跃，高度活跃的行为和滔滔不绝的言语是其突出特征，他们往往有很多的建议和想法，却不容异己。

（5）攻击：攻击他人（自认为的公共卫生事件的责任者）或自残自虐，或找替罪羊。攻击行为可能由于不能直接施加在“责任者”身上而转向其他替代物，即采取所谓找“替罪羊”的形式来发泄心中不满。

（6）自责：为在公共卫生事件中失去亲人而内疚自责，重复“如果……就不会……”的模式。

这些消极的心理应激反应，有可能暂时缓解痛苦，但不能从根本上解决问题，若长期应对不当会导致恐惧症、疑病症、失眠、消化不良等躯体化症状。

2.公共卫生事件发生后阶段　重大公共卫生事件后，一般性心理应激反应较为普遍，但随着时间的推移，大部分人的心身反应会逐渐消失，但仍有一部分人心理应激反应会持续或程度加重，具体包括恐惧症、强迫症、疑病症、急性应激障碍、适应障碍、创伤后应激障碍等。

三、心理应激障碍

（一）急性应激障碍

1.病因和发病机制　突如其来的超乎寻常的威胁性事件和灾难是导致急性应激障碍发病的直接原因，应激源对个体来讲是对生命安全具有严重威胁性或难以承受的创伤性体验。主要包括以下几种：①严重的生活事件，如严重的交通事故、亲人突然死亡、婚姻破裂、遭受失明、毁容等。②重大的自然灾难，包括遭受特大洪水、地震、火灾、风暴、泥石流等。③各种严酷的战争场面。④隔绝状态。

2.临床表现　急性应激障碍是遭遇创伤性事件后的一过性状况，症状一般在几小时到1周内可缓解，一般不超过1个月，恢复后患者对病情可有部分或大部分遗忘，预后良好。主要表现如下。

（1）意识清晰度下降：又称心因性意识模糊状态，最初多表现为茫然、注意力狭窄，进入意识蒙眬状态，定向困难，对周围事物不能清晰感知，难以进行语言交流，出现人格和现实解体。意识障碍多为数小时或1～2天，意识恢复后不能完全回忆，似有梦境体验。

（2）反应性兴奋状态（reactive excitement state）：又称心因性躁狂状态，以精神运动性兴奋为主，有强烈情感反应。可有激越，活动过多，有强烈恐惧体验的精神运动性兴奋，情绪兴奋，欣快，言语增多，并有夸大特点，或躁动不安，可有冲动伤人毁物行为，多伴失眠。一般1周内缓解。

（3）反应性木僵状态（reactive stupor state）：又称心因性木僵，以精神运动性抑制为主要表现。目光呆滞，表情茫然，不动不语，呆若木鸡，对外界刺激无相应反应，呈木僵状态，事后不能全部回忆。此型历时短暂，多持续数分钟或数小时，不超过1周。

（4）情感障碍：又称心因性抑郁状态，出现情绪低落、抑郁、愤怒、悔恨、沮丧、绝望、自责自罪，严重时有自杀行为，并伴有失眠、噩梦多、疲乏、难以集中注意力，对生活缺乏兴趣，对未来失去信心但无精神运动抑制现象。可伴有惊恐性焦虑的自主神经症状。

（5）急性应激性精神病（acute stress psychosis）：又称急性反应性精神病（acute reactive psychosis），常因强烈并持续一定时间的精神创伤事件直接引起；以妄想或严重情感障碍症状为主，反应内容与应激源密切相关，较易被人理解。一般在1个月内恢复，治疗后预后良好，一般无人格缺陷。

3.诊断　根据中国精神障碍诊断与分类标准第3版（CCMD-3），急性应激障碍的诊断标准如下。

（1）症状标准：以异乎寻常的和严重的精神刺激为原因，至少有下列1项：①有强烈恐惧体验的精神运动性兴奋，行为有一定盲目性。②有情感迟钝的精神运动性抑制（如反应性木僵），伴有轻度意识模糊。

（2）严重程度：社会功能受损。

（3）病程标准：在受到刺激后若干分钟至若干小时发病，病程短暂，一般持续数小时至1周，通常在1个月内缓解。

（4）排除标准：排除癔症、器质性精神障碍及抑郁症。

4.治疗与护理　见本章第二节有关内容。

（二）创伤后应激障碍

1.病因和发病机制　异乎寻常的创伤性事件是本病发生的直接原因，包括：①生活事件，如侮辱、强奸、隔绝、性虐待等。②严重自然灾难，如地震、洪水、火灾等。③人为的灾难，如遭受战争、社会动荡等事件。此外，女性、既往有创伤史（如童年受虐待）、神经质、已患焦虑或重型抑郁的个体更容易发生PTSD；创伤的严重程度越高越可能引起个体出现PTSD。

本病发病机制目前尚未阐明，可能与内分泌机制、神经生化机制和免疫学机制有关。一般认为，应激源引起患者极度恐惧、紧张害怕和无助，使机体心理应激的“重建和再度平衡”机制失调。

2.临床表现

（1）反复重现创伤性体验：指创伤事件不断地被一再经历，即患者以非自主的形式重新经历创伤性事件。如：灾难痛苦的回忆反复地侵入，包括影像、想法或感知到的事物；事件反复痛苦地在梦中出现；接触与创伤性事件相关的场景或线索时出现心跳加速、流汗等生理心理反应；行为表现出像是灾难又再度发生，或患者仿佛又完全身临当时的情景，从当事人的表现、谈话等线索中，显示出与此次灾难有关的心理上的痛苦或生理上的反应。

（2）持续性回避：持续逃避与创伤性事件有关的刺激或情境，如努力逃避与创伤有关的思想、感觉或谈话；努力逃避会勾起创伤回忆的活动、地方或人；在回忆灾难的重要部分时有困难，对于重要活动明显地降低兴趣或减少参与，对曾经热衷的事情也失去兴趣；产生疏离感或与他人疏远；情感、情绪减少（如没有爱的感受）；对前途悲观（如不期待未来的生活、婚姻、小孩、正常的寿命等）。

（3）持续性焦虑和高警觉性：表现为自发性高度警觉状态，易被他人激惹，情绪不稳定，出现夸张的惊吓反应，产生攻击他人或自我伤害行为。如难以入睡、夜不安枕，易受惊吓、注意力难以集中等，并常有心慌、气短等自主神经症状。

3.诊断　中国精神障碍诊断与分类标准第3版（CCMD-3）对PTSD的诊断标准如下。

（1）症状标准：①遭受对每个人来说都是异乎寻常的创伤性事件或处境，如天灾人祸。②反复重现创伤性体验，并且具有下列1项者：不由自主地回想打击的经历、反复出现有创伤性内容的噩梦、反复发生错觉和幻觉、反复触景生情的精神痛苦且伴有心悸、出汗和面色苍白等生理反应。③持续的警觉性增高，至少有下列1项者：入睡困难或睡眠不深、易激惹、集中注意困难、过分地担惊受怕。④对与刺激相似或相关的情境的回避，至少有下列2项者：极力不想与创伤事件有关的人与事、避免接触引起痛苦回忆的地方活动、不愿与人交往和对亲人变得冷淡、兴趣爱好范围变窄（但与创伤经历无关的活动仍有兴趣）、选择性遗忘、对未来失去希望和信心。

（2）严重标准：社会功能受损。

（3）病程标准：精神障碍延迟发生（即在遭受创伤后数日至数月后），符合症状标准至少已3个月。

（4）排除标准：排除抑郁症、急性应激障碍、神经症等。

4.治疗与护理　见本章第二节有关内容。

四、心理危机干预

（一）公共卫生事件心理危机的特点

1.突发性　心理危机常常是出人意料、突如其来的，具有不可控制性。

2.紧急性　心理危机的出现具有紧急的特征，需要个体紧急应对。

3.无助性　心理危机的降临常常使人感到无所适从。而且危机使人们未来的计划受到威胁和破坏。由于心理自助能力差、社会心理支持系统不完善，危机常常使个体感到无助。

4.危险性　心理危机之中隐含着危险，这种危险可能影响到个体的正常生活与交往，严重的还可能危及自己和他人的生命。

5.痛苦性　心理危机在事前、事后给个体带来的体验都是痛苦的，甚至可能涉及个人尊严的丧失。

（二）心理危机干预的目的与基本原则

1.干预的目的　缓解干预对象的精神和躯体症状，重建心理平衡，预防不良后果的发生，提高当事人的危机应对能力，促其成长。无论是个体还是集体干预形式，都要注意尊重当事人的尊严并增进其权益。不恰当、不成熟的干预不但不能促进当事人的康复，还可能影响或加重其心理危机的症状和危害程度。因此在进行心理危机干预时必须遵循科学的原则，采用合理的方法。

2.干预的基本原则

（1）整体性原则：注重人与自然环境统一、人体内外环境协调。根据这一辩证观点，从心理、生理、社会等因素整体考虑干预对象的情况，全面观察和处理其心理问题。

（2）适时性原则：灾难心理干预时把握好时机，正确处理好生命救护与心理危机干预的关系。如伤员生命处于严重威胁状态时，应遵循生命优先原则，当两者可能同时进行时，在救护的同时给予必要的心理安慰和支持。

（3）保护性原则：任何护理措施包括心理干预都必须注意对灾难群众的心身保护，注意根据受灾群众的心理承受能力采取适当的护理干预方式，尽可能地保护其不再遭受心理刺激，提供恰如其分的心理安慰和支持，保持其心理平衡和稳定，顺利渡过心理危机期。

（4）平等性原则：实施心理干预时必须公平对待所有的干预对象，一视同仁。心理干预的效果能否成功一定程度上取决于护理人员的态度，即护理人员能否尊重干预对象的人格，与其保持平等关系，不因其社会地位、财产及职业等因素采取不同的对待方式。

（5）服务性原则：强调以人道主义为指导，全心全意维护心理干预对象的身心健康。

（三）实施方法

1.干预步骤　按照护理程序分为评估、判断、计划、实施和评价五个步骤。

（1）评估：需要护理人员在最短的时间内迅速准确地了解当事人的情境与反应，通过观察、交谈、询问病史、护理查体等从认知、情感、行为三方面全面收集和整理资料。

（2）诊断：熟悉和掌握灾难应激障碍及不同人群心理危机特点，根据评估资料进行综合分析和判断，给出相关的心理危机护理诊断。

（3）计划：根据心理危机护理诊断确定干预目标，制订适合救援对象的干预方法和措施，列出心理护理计划。

（4）实施：这是心理干预中非常重要的环节。护理人员将心理干预计划内容付诸具体行动中，这一过程将影响心理干预的成效。实施过程中除了护理人员给予心理支持和关怀外，还要帮助干预对象获得家属及亲友的大力支持和配合。

（5）评价：实施心理干预后多数当事人会渡过危机。这个环节要对实施效果进行综合评价，明确干预效果，找出尚存在的问题及症结所在，并有针对性地调整干预措施，以期取得理想的干预效果。

2.干预技术　心理干预的手段方法应灵活多样。一般来说，危机干预主要应用的技术如下。

（1）沟通和建立良好关系的技术：如果不能与危机当事者建立良好的沟通和合作关系，那么干预及有关处理的策略会较难执行和贯彻，从而影响干预的最佳效果。因此，建立和保持干预者和危机者双方的良好沟通和信任关系，有利于当事者恢复自信和减少对生活的绝望，保持心理稳定和有条不紊的生活，改善人际关系。

危机干预工作人员与当事者建立良好的沟通和合作关系应注意以下几点：①沟通过程中注意消除内外部的“噪声”（或干扰），避免双重、矛盾的信息交流，以免影响双方诚恳沟通和表达的能力。②避免双重、矛盾的信息交流，做到真诚一致。如果干预者口头上对当事者表示关切和理解，但在态度和举止上并未体现注意或体贴，会减少当事者的信任感，加剧无助与绝望。③避免给予过多的保证。④避免使用专业性或技术性难懂的言语，多用通俗易懂的言语交谈。⑤具备必要的自信，利用一切可能的机会改善当事者的自我内省、自我感知、自我体验。

（2）支持技术：主要是给予精神支持，而不是支持当事者的错误观点或行为。这类技术的应用旨在尽可能地解决目前的危机，稳定当事者的情绪。可以应用暗示、保证、疏泄、环境改变、镇静药物等方法，如有必要，可考虑短期住院治疗。良好的家庭和社会支持是创伤后应激障碍发生的保护因素，对当事者来说，从家庭亲友的关心与支持、心理工作者的早期介入、社会各界的热心援助到政府全面推动公共卫生事件后的重要举措，这些都能成为有力的社会支持，可极大缓解当事者的心理压力，使其产生被理解感和被支持感。

（3）解决问题的技术：让当事者学会应对困难和挫折的一般性方法是危机干预的主要目标之一，这不但有助于其渡过当前的危机，而且也有利于以后的适应。技术实施的策略包括：主动倾听并热情关注，给予心理支持；提供疏泄机会，鼓励当事者将自己的内心情感表达出来；解释危机的发展过程，使当事者理解目前的境遇、理解他人的情感，树立自信；给予希望和保持乐观的态度和心境；培养兴趣、鼓励积极参与有关的社交活动；注重启动社会支持系统，多与家人、亲友、同事接触和联系，减少孤独和心理隔离。

第二节 公共卫生事件受灾人群心理干预与护理

就公共卫生事件而言，所导致的心理应激反应基本都是负面的，重大突发性公共卫生事件如果没有得到及时的心理干预，心理应激反应往往会经过孕育、潜伏造成个体恐慌，经过爆发转化为社会恐慌，持续一段时间后甚至会出现政治恐慌，影响整个社会的正常秩序，造成不同程度的经济损失，对个体的身体和心理造成难以愈合的创伤。有效的心理干预有助于个体重获安全感，缓解突发事件造成的心理焦虑与恐慌，并给予个体应对潜在危机的有效策略。

一、普通受灾人群的心理干预与护理

（一）群体层面的心理干预与护理

1.利用大众传播手段进行群体心理干预　宏观层面的心理干预行为具有覆盖面广，资源利用率和传播效率高，信息传播的标准化、规范化和统一化等优势。因此，利用“点对面”的大众传播手段，对相关多数民众进行群体层面的心理干预在公共卫生事件后是十分必要的。公共卫生事件发生时，受灾民众对信息的心理需求较强而迫切，我们应利用大众传播手段（包括广播、电视、报纸及公共场所的卫生标语、卫生宣传画、卫生小册子等）尽早、主动、准确地发布各种相关信息，这样可以很好地缓解社会群体心理压力，减低焦虑感和恐慌程度等。任何缓报、瞒报、错报信息的行为都会加重受灾民众恐慌和焦虑不安的心理，酿成严重后果。如新冠疫情期间，媒体对兄弟省市的物质支持和医疗援助给予大量报道，对解放军、志愿者和各界人士的救灾工作给予持续高度的关注，这些报道让受灾民众感受到政府和全国人民始终是他们的强大的依靠和支柱，永远和他们在一起，这能很好地消除受灾民众的孤独感和不安全感。

2.建立有效的社会支持系统　社会支持是影响心理健康的重要因素。公共卫生事件发生时，在学校、医院、流动人口居住区等人口稠密的地方，定期进行心理知识讲座，还可利用社会力量开通心理咨询热线，加强社会心理沟通，对公共卫生事件后民众普遍存在的心理问题予以分析，告诉大家应该怎么做，从而提高民众的心理健康水平。

3.培养公众的心理承受能力　长期的和平使民众的风险和危机意识淡漠，应对突发性危机事件的心理准备往往不充分，以至于面对突发事件时容易产生心理紧张，甚至是群体性的恐慌。为此，在平时应该有风险意识，应注意增强公众相关知识和手段的储备，学习相关信息的基本辨析能力与相关的准专业知识，逐步提高民众心理素质与承受能力；同时，倡导积极的心理学，将民众心理素质纳入公民美德和全民道德建设范畴，以优秀的品质来激发民众的心理抗压能力和积极力量。

（二）个体层面的心理干预与护理

1.沟通交流建立信任感　实施心理干预的关键和先决条件是取得干预对象信任，建立良好的护患关系。突发公共卫生事件时，个体心理创伤的重要表现就是信任感和安全感的缺失，对于陌生人的干预行为会有较强的抗阻反应，因此逐步建立护患间的信任感是进行心理干预的关键性步骤。护理人员作为干预的实施者，可以通过语言和非语言的综合运用，进行情感的沟通和交流，建立彼此间的信任感。

2.创造良好的治疗与休养环境　公共卫生事件发生早期，最重要的干预通常是满足个体的基本需求，包括基本生理需求、安全需求等。护理人员应注意为其提供安全的休养环境，保持环境的安静、整洁、舒适、空气清新、阳光充足、色调柔和、温暖等。良好的治疗与休养环境对于受灾个体的心身康复有着重要的作用，既能激发个体密切配合的积极情绪，又有利于增强个体的安全感。

3.恰当运用心理保护与治疗措施　通过向受灾个体提供安全的环境、衣食住行等支持，使其认识到有人在关心和帮助他们，从而能减少其在公共卫生事件后的痛苦、悲伤、无力感，或是对抗、敌对的心理，使受灾个体在经历应激反应后恢复正常。但少数人可能需要实施紧急的危机干预来处理极度恐慌和极度悲伤。极度恐慌的表现有：肢体颤抖、易激惹、言语杂乱无章、行为古怪；极度悲伤的表现有：号啕大哭、暴怒、呆坐。此时，护理人员要尽快与其建立心理干预关系，根据实际情况选择合适的心理学治疗方法，通过对其进行适当的心理调适，如安慰、疏导、鼓励、支持、暗示、教育、解释、保证等达到心理干预效果。

4.重建个体社会支持系统　在公共卫生事件发生后，受灾个体可能失去了所熟悉的社会联系。护理人员应帮助其与亲人建立联系，与能提供准确信息和额外帮助的单位或机构建立联系，注意受灾者的家人、亲友、单位领导的言谈举止可能带来的心理影响，指导他们采用支持性的、非评价性的言语或非言语沟通技巧帮助受害者体验到友好和关心。鼓励他们经常来探视和陪伴，以良好的心态影响受害人员，有效消除其孤独感和无助感，促进心理干预有效实施。

5.制订心理康复计划　公共卫生事件所造成的身心创伤康复是一个长期的过程，为促进受灾者心理康复，应制订相应的心理康复计划。护理人员应与受灾者共同制订计划，根据实际情况安排一些有益的、力所能及的活动，如散步、阅读文学作品、欣赏音乐、观赏美术作品等，使其看到计划转为现实的可能性，以增加受害者的依从性。

二、受灾儿童和青少年的心理干预与护理

儿童青少年期是构建自我认同、培养健全人格、发展社会技能的重要时期，但该时期个性的发展具有不平衡性、偏执性或极端性，身心发展的不平衡易导致一系列心理危机。公共卫生事件发生时，儿童和青少年群体的心理状况需要额外关注，他们的心理状态正处于过渡阶段，相对不稳定，儿童和青少年群体更容易受到无形的感染，容易产生焦虑、抑郁、悲观、烦躁等不良心理反应，甚至会伴随躯体症状，造成身心不良发展。因此，更需要关注儿童及青少年的心理反应，及时给予适当的心理救护。

1.儿童心理调适　儿童要保持正常的作息安排、生活秩序，合理安排学习、娱乐和居家运动锻炼，不过度使用电子产品；家长应保护儿童免受过多负面信息的干扰，根据儿童的年龄段和认知特点，告知简单、清晰、必要的信息，树立战胜灾情的信心；家长应保持情绪稳定，注重儿童的防护措施，但不要过度焦虑和紧张，营造安全、和谐的家庭氛围，保障儿童内心的安全感；家长宜多陪伴儿童，多读书、讲故事、做亲子游戏，对出现烦躁不安、焦虑、恐惧等异常情绪表现的儿童，宜多抚摸、拥抱、陪伴入睡等，通过增强亲子关系重建安全感；对于儿童提出的各种问题，包括疫情、疾病、死亡等问题，家长要保持温和、耐心的态度，不回避、不批评、不忌讳，根据儿童的年龄和理解力给予适宜的回答。

2.青少年心理调适　保持情绪稳定，避免长时间阅读或讨论负面信息，认识到因为负面信息而产生情绪波动是正常的；如果较长时间处于消极情绪中，要有意识地调节，转换想法，调整行为；保持健康的作息，保持健康睡眠节律，早睡早起，半夜不要看手机，保持健康饮食，即使不能出门，也要注意个人卫生；坚持每天锻炼，探索适合的锻炼方式，如做广播体操、垫上运动、八段锦、打太极拳、瑜伽等；参加课内、课外学习，利用各种网络资源有计划地学习，按照学校的要求认真参加网络课程学习，完成家庭作业；提高信息判断能力，不信谣、不传谣，不要仅看信息表面，而要根据信息发布方的公信力、信息的支持证据和逻辑做出鉴别判断，避免受谣言误导；维持人际支持，通过远程方式与不能见面的家人、朋友、同学等保持积极联系，彼此表达关心，有情绪波动时可与亲友倾诉，可以为压力较大的亲友提供力所能及的情感支持。

三、受灾应激障碍人群的干预与护理

在发生突发公共卫生事件后，心理应激障碍主要表现为急性应激障碍（ASD）和创伤后应激障碍（PTSD）。ASD为公共卫生事件发生后短期内出现的急性应激反应，若不能早期及时识别，或心理问题升级，则会导致PTSD。应激障碍人群会受公共卫生事件影响而感受到痛苦并导致社会功能下降，这给他们的生活质量带来严重的影响。因此，有效的心理干预与护理尤为重要。

（一）急性应激障碍的干预与护理

急性应激障碍通常在突发公共卫生事件发生后快速产生，是急性、严重的精神打击的直接原因。患者在受刺激后发病（1小时以内），表现有强烈恐惧体验的精神运动型兴奋，行为有一定的盲目性，或者为精神运动型抑郁，甚至木僵。因此，应帮助急性应激障碍者尽快脱离创伤情景，给予安全的环境，可以最大限度地避免进一步的刺激。心理干预的基本原则是及时、就近、简洁和有针对性处理。

1.环境护理　帮助患者尽快脱离创伤环境，解决安全、生理需求问题，指导患者重新调整或安排生活习惯，恢复正常的生活和工作。必要时调换工作岗位，改善人际关系，建立新的生活规律，培养生活乐趣，重视社会及家庭支持系统，以利于尽快康复。

2.心理干预与护理

（1）心理面谈：首先，让患者尽快摆脱创伤环境，避免进一步的刺激；其次，在能与患者接触的情况下，建立良好的护患关系，与患者促膝交谈，对患者进行解释性心理治疗和支持性心理治疗可能会取得较好的效果。帮助患者建立起自我的心理应激应对方式，发挥个人的缓冲作用，避免过大的伤害；再次，在与患者进行心理会谈时，不是一味避免和患者讨论应激性事件，而是因人而异，与患者交流事件的经过，包括患者的所见所闻和所作所为，这样的讨论将有助于减少有些患者自身感受到的消极评价；最后，还应告诉患者，人们在经历突发公共卫生事件之后，亲历了伤痛，失去了亲人朋友，或者目睹了他人的伤痛之后，在身体和心理上都会有一系列的反应，这些反应都是人类正常的应激功能，要对患者强调虽然很多症状将持续一段时间，但是不会严重到影响正常工作和生活，很多人的症状会在一段时间后有所缓解。

（2）放松技术：放松技术也称为松弛训练，是一种帮助患者探索如何处理压力的很好方式，在应对急性应激障碍的处理中，放松技术常用的是心理行为训练技术。放松训练的基本种类有呼吸放松训练、肌肉放松训练、想象放松训练三种。

1）呼吸放松训练：准备工作：若采取坐姿，则坐在椅子上，身体挺拔，腹部微微收缩，双脚着地，双目微闭；若采取卧姿，则平躺在床上或沙发上，双脚伸直并拢，双手自然伸直，放在身体两侧，双目微闭；若采取站姿，则双脚与肩同宽，双手自然下垂，双目微闭。步骤：把注意力集中在腹部肚脐下方，用鼻子慢慢吸气，想象空气从口腔沿着气管到肺部，腹部随着吸入的气不断增加而慢慢鼓起；吸足气后稍微停顿一下，不要马上呼出，以便氧气与血管里的浊气进行交换；呼气的时候，想象空气从鼻腔或口腔慢慢流出而不是突然呼出，是否通过鼻腔或口腔呼吸并不重要，只要让呼吸保持平稳就行；在受助者感到特别紧张焦虑、喘息胸闷、呼吸浅促（主要是胸式呼吸）时，可以引导受助者练习腹式呼吸，以便快速实现放松。

2）肌肉放松训练：肌肉放松训练通过让人有意识地去感觉主要肌肉群的紧张和放松，从而达到放松的目的，分为被动式肌肉渐进放松训练和主动式肌肉渐进放松训练两种。准备工作：选择一个舒服的姿势，可以靠在沙发上或躺在床上。使受助者放松，毫无紧张感。环境要保持安静，光线柔和，尽量减少无关刺激，以保证放松练习的顺利进行。放松顺序：手臂部→头部→躯干部→腿部。可对此顺序进行调整，援助者可根据情况下达放松指令。援助者教受助者放松时可做两遍，第一遍援助者边示范边带受助者做，第二遍由援助者发指令，受助者跟随援助者指令练习。

3）想象放松训练：请受助者找出一个曾经给自己带来最愉悦感觉的、有着美好回忆的场景，可以是海边、草原、高山等，用自己的多个感觉通道（视觉、听觉、触觉、嗅觉和运动觉）去感受、回忆。步骤：援助者用语言暗示某个场景，受助者按照指示的方向自由联想，若受助者没有按照援助者指示的方向联想，这时候援助者要跟随受助者的想象方向；训练过程中，受助者会报告自己想象的内容，援助者的任务就是按照受助者想象的内容来深化和推动受助者的想象；适当地询问受助者想象的细节，细节越丰富，意味着受助者进入想象的世界越深入，同时还要恰当地询问受助者内心的情绪感受和躯体感受。

3.药物干预与护理　ASD急性期也常常采用药物治疗，以缓解患者焦虑、抑郁、睡眠障碍等症状。常用药物主要有帕罗西汀、艾司唑仑、氯丙嗪等，其用药原则为短程、小剂量、及时调整用量。也可结合养身安神的中药治疗，以精神运动性兴奋症状为主的患者，可选用重镇安神的方剂；以精神运动性抑制症状为主的患者，可选用养心安神的方剂。用药期间注意观察药物的不良反应，并做好基础护理。

（二）创伤后应激障碍的干预与护理

创伤后应激障碍（PTSD）是一种创伤后心理失平衡状态。这类失调会伴随损害个人在社交及家庭生活中发挥作用的能力，包括职业不稳定性，婚姻问题和离异，家庭失调和子女教养困难。其核心症状主要集中在三个方面，即闯入式症状、回避症状和警觉性增高症状。当前，对PTSD的治疗和预防主要有心理干预及治疗、药物治疗，其中最重要的就是心理干预及治疗，主要有认知行为疗法、暴露治疗、眼动脱敏再加工疗法、正念减压疗法等。

1.心理干预与护理

（1）认知行为疗法：是一种以人们的认知和思维来决定人们的行为及情绪为理论基础的干预方法，这种方法能够帮助患者更加准确的掌握疾病相关的知识，使患者能够更好地康复。在认知行为疗法中，个体的消极行为和情绪是由其对事物的错误认知而导致的，通过使用各种心理咨询方法和治疗技巧消除和改变对象对事物的错误认知，加强对自身的行为认知和思维模式，就可以消除个体自身的消极行为和情绪。PTSD患者的消极行为和情绪是由创伤事件导致的，改变患者对创伤事件的认知，就能够帮助患者降低甚至消除创伤事件带来的消极影响。

（2）暴露治疗：是指将患者放在与其所经历的创伤事件相似、能够引发其对创伤事件的记忆但安全的环境中，使关于创伤事件的记忆重新暴露在患者面前，然后通过各种技术和方法降低患者的恐惧水平，以此来减少患者对自身行为和认知的回避。由于患者在公共卫生事件中产生了引起恐惧的想法、感受和情景，运用暴露治疗法时，护士应在环境安全可控的条件下，让当事人重述创伤的过程，直到不再对回忆产生恐惧为止。暴露疗法在治疗的初期往往会使患者产生心动过速等生理不适体验，部分患者甚至会产生逃避行为，因此需要让患者充分地了解暴露疗法的原理和方法，并与患者一同制订治疗计划。对不同患者的暴露速度要事先有比较准确的估计，否则治疗容易失败。在治疗的后期，巩固和维持疗效，主要取决于患者的信心、毅力和坚持。

（3）眼动脱敏与再加工疗法：一种针对PTSD的心理治疗，该方法通过反复眼动和活化大脑这一自动信息处理系统，并通过再加工过程产生认知重建，恢复大脑信息加工系统的平衡。具体实施：患者通常被要求睁开双眼，回想所经历的创伤画面、影像、痛苦等记忆，及不适的身心反应（包括负面的情绪）；然后根据护士的指示，让眼球及目光随着护士的手指，平行来回移动15～20秒；之后，请患者说明当下脑中的影像及身心感觉。同样的过程再重复，直到痛苦的回忆以及不适的生理反应（例如心动过速、肌肉紧绷、呼吸急促）被成功地“敏感递减”为止。接下来进入“再加工”阶段，此时强调增加正向的自我认知，取代个体消极的自我信念，过程中由护士引导，以正面的想法和愉快的心情画面植入患者心中，取代负面、悲观的想法。

（4）正念减压疗法：作为常用的心理干预手段，可以有效地提高患者应激能力，通过改变患者心态，使其以积极乐观的心态去面对和解决问题，以此来缓解PTSD症状，促使事情朝着好的方向发展。正念减压疗法的主要内容是指个体有意识地将注意力集中在身体感觉上（如呼吸）、思想上（如自身的念头想法）或者周围环境上，去觉察并接纳它，以客观、不评判的态度关注当下的一种训练方式。主要包括以下技术：①静坐冥想：包括集中注意力于呼吸的感觉，关注当下自身的感觉，同时保持对其他感觉事件和身体感觉、思想和情感的开放。②身体扫描：包括一个从脚趾到头部的注意力在身体中的渐进运动，同时观察每个区域的物理感觉。③正念瑜伽：包括伸展和姿势，旨在提高对身体的意识，平衡和加强肌肉骨骼系统。④慈悲冥想：包括对自己和他人的同情的经验实践。⑤非正式的实践（如觉察呼吸、觉察愉悦事件等）：强调把正念带入日常生活。

2.药物干预与护理　药物治疗是PTSD的重要治疗手段之一。抗抑郁药物是治疗各个时期PTSD最常见的选择，并且能够取得比较好的效果。抗抑郁药物首选选择性5-羟色胺再吸收抑制剂类药物，如舍曲林、帕罗西汀、佛西汀等，这类药物疗效和安全性好、不良反应轻，为一线用药。其他药物包括抗焦虑药物、镇静剂等，其中苯二氮䓬类可慎用于并发惊恐障碍但没有精神活性物质滥用史的PTSD患者。此外，治疗中还应注意自杀、共病和睡眠紊乱等问题。

患者可因精神症状和缺乏自知力而不能主动配合治疗，也不能正确反映疗效和不良反应。因此，在患者药物干预过程中做好以下用药护理：应看着患者将药物服下，在不伤害其自尊心的前提下，认真检查手、口、杯，防止患者藏药，影响治疗或积累顿服自杀；酌情向患者说明用药的目的和注意事项，向患者及其家属介绍按计划服药的重要性、服药计划、药物的用途、可能产生的不良反应及减轻的方法，以取得合作与信任；尽可能减少给药次数，必要时可使用长效制剂或一日药量睡前顿服；在药物治疗过程中应运用抑郁、焦虑量表作为临床效果检测，不断评估患者用药或治疗反应。

3.预防　主要在于加强安全教育和保护，防患于未然。早期干预目标应针对不同个体、社区、文化的特征来制订，精神卫生人员应被纳入公共卫生事件处理小组中，将精神卫生服务整合到救援的计划中。除此之外，完善社会支持系统，加强个体及群众心理素质的培养，提高对创伤应激事件的心理承受力也是预防的关键。

第三节　公共卫生事件救援人员心理健康的维持与干预

公共卫生事件往往带有一定的传染性和危险性，使救援人员在工作中面临着较大的生命危险，救援人员在身体上承受巨大风险的同时，在心理上也负荷着巨大的心理压力。救援人员在强大的心理压力中从事救援工作，必然会产生各种心理应激反应，例如，对自身染病的焦虑和恐惧、对家人的担忧和长期无法见到家人的失落、过度劳累导致的紧张和易怒，目睹患者、同事死亡而带来的悲伤和彷徨。其中，救援者在公共卫生事件救助中与当事人互动而被影响所产生的创伤性体验，即替代性创伤是救援者特有的心理应激反应，替代性创伤可使救援者的价值观和人生观发生改变，从而影响其生活质量。因此，针对救援人员的特定心理干预是重要且必要的。

一、产生心理应激反应的原因

1.与公共卫生事件本身有关的应激源　突发公共卫生事件往往具有波及范围广、不可预知的特点，且大多具有一定的传染性，救援人员除了面对繁重的救援工作外，还面临着高职业暴露风险，尤其是当救援人员看到同伴发生职业暴露时会产生巨大的心理压力，以致处于强烈的心理应激状态。另外职业道德与担心职业暴露、救援工作与非紧急任务等伦理困境也会给他们造成心理压力。此外，公共卫生事件的不可预知性，使多数救援人员在缺乏充分心理准备的情况下投入救援工作，缺乏类似的应对经验，从而产生强烈、持续的心理应激状态，易导致一系列心理危机。

2.与家庭及社会支持有关的应激源　救援人员在执行公共卫生事件救援任务时，常不得不长期与家人分离或处于隔离封闭的状态，个人生活模式发生颠覆性的变化，对家人的健康、子女学业等问题的担忧，都不可避免地给他们带来严重的心理压力。在公共卫生事件发生初期，由于物资供应、心理疏导、后勤保障、人文关怀等社会支持系统不完备，都会增加救援人员发生心理健康损害的风险。

3.与工作负荷相关的应激源　公共卫生事件发生后，救援人员多存在倒班频繁、劳动强度大、睡眠不足等问题，这些都会造成救援人员的健康压力，成为他们发生心理健康损害的重要应激源。比如，救援人员在极度疲惫的情况下坚持救援活动，容易发生继发性疲劳综合征。

二、救援人员替代性创伤心理的症状

替代性创伤（vicarious traumatization，VT）是一种助人者内在经验的转变，是同理当事人的创伤所产生的结果，即救援者在与创伤事件的当事人互动时，被当事人的内在经验所影响，间接感受到了灾难发生时当事人的创伤性体验，由此给救援者带来的某种影响。替代性创

伤使救援者重复体验了受灾人员的创伤经历，可能使他们的价值观和人生观发生改变，恐惧、无助、内疚、自责等复杂情绪也会影响着他们的生活质量。其主要症状表现如下。

1.生理反应　主要表现在睡眠和饮食方面，包括厌食、易疲劳、体能下降、睡眠障碍（难以入睡、易惊醒）、做噩梦。其他不适症状还有头痛、背痛、肌肉酸痛等。

2.行为反应　表现为不愿意参加聚会等集体活动，对于与创伤事件相关的人、事、物、景等采取持续回避的态度和行为（比如对事件情景、报道甚至是话题的回避）。此外，还会表现出攻击行为，包括自我攻击和攻击他人。这一方面与个人的情绪表达方式有关，另一方面也说明个体正承受着巨大的痛苦。

3.情绪反应　表现为警觉性增高，比如，易激惹、易受惊吓、过分警觉、难以集中注意力等。也有人表现为持续的心境低落，对自己所经历的一切感到麻木、恐惧、绝望。

4.认知的改变　主要表现在信念和态度方面，如怀疑自己的职业选择，质疑人生价值，甚至怀疑自己是否尽了全力等。

5.其他　如人际冲突，自我调节和工作能力下降等。

三、救援人员心理干预与调适

（一）救援人员心理干预与调适策略

对救援人员心理干预的主要目的是避免自伤或伤及他人，恢复心理平衡与动力。有效的对策就是帮助人们获得胜利、心理上的安全感，缓解由公共卫生事件引发的强烈的恐惧震惊或悲伤情绪，恢复心理的平衡状态，掌握应对的有效策略与健康行为。

1.加强培训　培训内容应包括公共卫生事件专业知识培训和心理自助知识培训。

（1）公共卫生事件知识培训：救援人员公共卫生事件控制和应急处理技能培训不足会使救援人员在面临突发公共卫生事件时知识储备和应急处理自信心不足，导致产生严重心理问题的风险增加。应加强个人防护、定点救治、急救处理知识、应急预案的培训，并通过应急演练、培训提高救援人员应急处理能力，从而消除其由于知识储备不足导致的恐慌、焦虑情绪。

（2）心理自助知识培训：心理自助又称为心理自我调适，即个体主动对自我心理进行控制调节，维持心理平衡，是维护心理健康的重要途径。通过讲座、心理训练、心理激励等心理自助培训帮助救援人员养成自助意识，当遇到心理不适时能够确定合理的自助目标，并选择合适的自助方法进行心理自助。自助意识是心理自助的前提，自助目标的选择决定着自助效果，因此目标要与心理健康的损害程度相匹配。心理自助的方法多种多样，最常见的包括正念训练、眼动脱敏再加工治疗、内在信念重组、情绪发泄、稳定情绪技术等。只有掌握了心理自助的方法，遭到心理创伤时才能够选择合适、恰当的方法去改变消极的自我心理体验。在心理自助培训中，尤其注重对心理弹性低的医护群体的培训，帮助其提高心理弹性、树立良好的应对方式，在遇到压力时能够通过心理自我调节维护心理平衡。

2.加强心理健康评估和心理危机干预　心理健康评估是对心理健康损害进行干预和管理的前提，心理危机干预属于心理他助，是指采取措施帮助处于心理危机状态的个体进行心理健康重建，帮助其战胜危机。心理危机干预的主要方法包括个体危机干预法、团体心理报告法、严重事件应激管理法、巴林特小组法、叙事疗法等。行政管理部门应该高度重视救援人员的心理健康损害干预，通过选择富有爱心和同情心、具有高超交谈技巧和心理干预知识的心理学专家建立心理干预队伍，并建立完善的干预程序，利用心理健康评估、识别工具对身处一线的救援人员进行早期心理健康损害筛查，针对不同个体采取个性化干预方法。同时还要重视突发公共卫生事件缓解期与善后期救援人员心理健康的追踪管理，包括建立心理健康档案，通过随访对干预的有效性进行评估，根据评估结果改变心理康复管理策略，使他们的身心彻底恢复正常。

3.建立良好的家庭、组织和社会支持　家庭支持是保证救援人员能够安心投入救援工作的基础，良好的组织和社会支持对减轻救援人员压力也是十分有益的。①要建立救援人员与家庭之间的亲密联系。家庭成员、朋友在公共卫生事件发生期间应当通过电话、微信等方式多关心、鼓励救援人员，认真倾听他们的诉说；救援人员也要主动和家人、朋友分享救援工作中的快乐与烦恼，及时释放情绪。②要提供良好的组织支持和社会支持。良好的组织、社会支持可以增强个体的安全感、集体归属感和职业认同感，帮助他们缓解消极的心理应激反应，提高抵御不良情绪的能力。行政管理部门应当加强对公共卫生事件救援人员的人文关怀，提供良好的组织和社会支持，包括在情感、物质上关心救援人员的家属、子女，帮助他们解决就医、上学等实际问题，解除救援人员的后顾之忧；对救援人员合理排班、提供充分的医疗物资供应；通过通报表彰、奖励等措施提高其职业荣誉感和归属感；协助建立同事之间和谐信任的伙伴关系和救援团队的良好互动。政府相关机构应该引导媒体在宣传报道中既要传播正能量，又要避免过度渲染。

（二）救援人员心理干预与调适的主要方法

1.提供心理支持　运用无条件接纳、价值中立、同理心倾听、解释、指导、积极暗示等支持性心理治疗技术给处于心理危机中的救援人员以情感支持，同时要尽量调动社会支持资源给予救援人员关心和帮助。

2.调整认知模式　通过心理叙述和观察，仔细弄清公共卫生事件危机以及救援中发生的一些特异性事件对救援者的影响，在其认知模式中存在着哪些不良信念和自我否定成分等，并通过认知行为治疗、合理情绪疗法等指导救援人员与自己的非理性认知进行辩论，直至建立合理的认知模式，以帮助救援者客观、理智地分析和判断危机刺激的性质和后果，接纳当前现实的处境，最终主动纠正自我的情绪和行为偏差，提高心理应激能力。

3.建立积极应对方式　对有心理危机的救援人员所使用的心理应对策略进行仔细分析，指导其放弃消极、无效的应对策略，建立积极有效的应对方式，如“解决问题”“合理宣泄”“求助”等，以提升其自身的心理健康水平，有效应对危机。

4.积极关注使其自助成长　护理人员应在“共情”即分担对方的痛苦与悲哀的同时，始终立足于给人以光明、希望和力量，对救援人员的言语和行为的积极面和闪光点予以充分关注和挖掘，鼓励其重树信心、在困境中崛起。促使其心理状态发生积极、正向的改变，恢复自我意识和生存价值感，同时调动救援人员本身的自助潜能去获得心理成长，以危机为契机，升华自我心理素质。

案例回顾

突发的公共卫生事件给人们带来应激相关障碍，造成情绪和行为的改变，对精神卫生有着不利的影响。心理危机干预的重要性不言而喻。护理人员要关注患者的心理健康，恰当运用心理干预方法，促进患者心理康复。

参考文献

[1]李立明，叶冬青，毛宗福.公共卫生与预防医学导论[M].北京：人民卫生出版社，2017.

[2]陶芳标，李十月.公共卫生学概论[M].北京：科学出版社，2017.

[3]蔡昉，王灵桂.健全国家公共卫生应急管理体系研究[M].北京：中国社会科学出版社，2021.

[4]李立明.公共卫生导论[M].北京：北京大学医学出版社，2021.

[5]蒋祎.卫生法[M].北京：人民卫生出版社，2020.

[6]樊立华.卫生监督学[M].2版.北京：人民卫生出版社，2013.

[7]刘中民，王韬.现代医院应急理论与应用[M].北京：科学技术文献出版社，2021.

[8]冯子健.传染病突发事件处置[M].北京：人民卫生出版社，2014.

[9]朱凤才，沈孝兵.公共卫生应急：理论与实践[M].南京：东南大学出版社，2021.

[10]罗彩凤.灾难护理学[M].南京：江苏科学技术出版社，2013.

[11]王伟，吴菁.突发公共卫生事件医院管理实践[M].北京：人民卫生出版社，2020.

[12]李兰娟，任红.传染病学[M].9版.北京：人民卫生出版社，2018.

[13]陈璇.传染病护理学[M].3版.北京：人民卫生出版社，2021.

[14]王舰，罗恩杰.病原微生物学[M].2版.上海：上海科学技术出版社，2016.

[15]王晓斐，李妙丹，宋彬.病原生物学与免疫学基础[M].上海：上海科学技术出版社，2020.

[16]张文宏.张文宏说传染[M].北京：中信出版集团，2020.

[17]陈艳成.传染病学[M].3版.北京：人民卫生出版社，2018.

[18]刘伶俐，雷振华.常见传染病临床护理路径[M].银川：阳光出版社，2021.

[19]吴惠珍.传染病护理学[M].上海：同济大学出版社，2016.

[20]徐向英，曲雅琴.肿瘤放射治疗学[M].北京：人民卫生出版社，2017.

[21]卢林刚，李向欣.化学事故抢险与急救[M].北京：化学工业出版社，2018.

[22]王绿化，朱广迎.肿瘤放射治疗学[M].北京：人民卫生出版社，2021.

[23]胡忆沩，陈庆，杨梅，等.危险化学品安全实用技术手册[M].北京：化学工业出版社，2018.

[24]吴绍长，温成平.新型冠状病毒肺炎疫情公众心理援助操作手册[M].上海：上海交通大学出版社，2020.

[25]席淑华，卢根娣，桂莉.野战急救护理学[M].上海：上海科学技术出版社，2012.

[26]黄国伟，姜凡晓.突发公共卫生事件应对与处置[M].北京：北京大学医学出版社，2016.

[27]施剑飞，骆宏.心理危机干预实用指导手册[M].宁波：宁波出版社，2016.

[28]肖水源，周亮.危机干预策略[M].北京：中国轻工业出版社，2019.

[29]杨慧芳，张长征.创伤后应激障碍与认知[M].北京：中央编译出版社，2021.

[30]朱凤才，沈孝兵.公共卫生应急——理论与实践[M].南京：东南大学出版社，2017.

[31]张艳，史岩，薛淑好，等.公共卫生护士的发展历程及启示[J].中华护理杂志，2021，56（02）：310-315.

[32]曾维，李晓惠，吴惠平，等.国内外社区公共卫生应急护理现状及培训模式对策研究[J].中国全科医学，2010，13（19）：2120-2121.

[33]王坤，毛阿燕，孟月莉，等.我国公共卫生体系建设发展历程、现状、问题与策略[J].中国公共卫生，2019，35（7）：801-805.

[34]周苓羽.突发公共卫生事件预警机制研究[J].中国卫生法制，2021，29（5）：73-76.

[35]田肖配.重大突发公共卫生事件应急管理保障机制优化研究[D].大连：辽宁师范大学，2021.DOI:10.27212/d.cnki.glnsu.2021.000398.

[36]陈勃昊，薛城，任俊，等.基于德尔菲法的公共卫生事件中家庭服务需求指标体系构建[J].复旦学报(医学版)，2022，49（01）：60-69，72.

[37]施建华，林海江，孙梅，等.国外突发公共卫生事件应急处置体系及对我国的启示[J].中国卫生政策研究，2014，7（7）：44-49.

[38]杨丽君，郑静晨，黄钢，等.我国突发公共卫生事件应急救援体系建设研究[J].中国工程科学，2021，23（5）：9-17.

[39]肾综合征出血热防治专家共识[J].传染病信息，2021，34（03）：193-201，212.

[40]鱼元巧，陈秀琴.突发传染性公共卫生事件中卫生应急一线医护人员心理调适策略[J].医学理论与实践，2021，34（21）:3719-3721.

[41]杨娟.COVID-19疫情下大学生的创伤后应激障碍、情绪调节策略与创伤后成长的发展趋势[D].海口：海南医学院，2021.

[42]Cheng W，Marley G，Liao H，Tang W.Civil society's response to emerging public health events in China.J Glob Health,2020,10(1):010364.doi:10.7189/jogh.10.010364.PMID:32566155；PMCID:PMC7296205.

[43]Bedi JS,Vijay D,Dhaka P, et al.Emergency preparedness for public health threats,surveillance,modelling & forecasting.Indian J Med Res,2021,153(3):287-298. doi:10.4103/ijmr.IJMR_653_21.PMID:33906991；PMCID:PMC8204835.

[44]Mukherjee S.Emerging infectious diseases:epidemiological perspective.Indian j dermatol.2017 Sep-Oct;62(05):459-467.doi:10.4103/ijd.IJD_379_17. PMID:28979007；PMCID:PMC5618832.

中英文术语对照

B

暴发 outbreak

病毒性胃肠炎 viral gastroenteritis

C

传播途径 route of transmission

传染病 communicable disease

传染源 source of infection

创伤后应激障碍 post-traumatic stress disorder，PTSD

D

大流行 pandemic

E

肠腺病毒 enteric adenovirus，EAV

F

非结核性分枝杆菌 non-tuberculous mycobacteria

风疹病毒 rubella virus

复发 relapse

G

肝炎病毒 hepatitis virus

公共卫生筹资体系 public health financing system

公共卫生服务体系 public health service system

公共卫生事件 public health events

公共卫生体系 public health system

冠状病毒 coronavirus

H

呼吸道病毒 viruses associated with respiratory infection

呼吸道传染病 respiratory infection diseases

恢复期 convalescent period

霍乱 cholera

J

急性应激障碍 acute stress disorder，ASD

结核分枝杆菌 M.tuberculosis

L

流行 epidemic

流行性感冒病毒 influenza virus

M

麻疹病毒 measles virus

N

诺如病毒 Norovirus

Q

气溶胶 aerosol state

潜伏期 incubation period

前驱期 prodromal period

全球健康 global health

S

散发 sporadic occurrence

伤寒 typhoid fever

手足口病 hand，foot，and mouth disease，HFMD

T

替代性创伤 vicarious traumatization，VT

突发公共卫生事件 public health emergencies

W

危机 crisis

卫生标准 health standard

卫生法律体系 system of health law

卫生监督 health supervision

卫生监督依据 basis of health supervision

卫生立法 health legislation

X

细菌性腹泻 bacterial diarrhea

细菌性痢疾 bacillary dysentery

新型冠状病毒 coronavirus disease 2019

新型冠状病毒疫苗 2019-nCoV vaccine

Y

严重急性呼吸综合征 severe acute respiratory syndrome

严重急性呼吸综合征冠状病毒 severe acute respiratory syndrome coronavirus

易感性 susceptibility of the population

易感者 susceptible person

应急管理 emergency management

预警 early warning

Z

再燃 recrudescence

症状明显期 period of apparent manifestation

中东呼吸综合征冠状病毒 Middle East respiratory syndrome coronavirus，MERS-CoV

周期性 periodicity